주말 내내 잤는데
왜 월요일이
피곤할까?

TSUKARE WO TORUNARA KAERI NO DENSHA DE NERU NO WO YAMENASAI
by Kazuo Mishima, Kazuhiro Ito, Setsuko Sada.
Copyright © 2017 by Kazuo Mishima, Kazuhiro Ito, Setsuko Sada. All rights reserved.
Originally published in Japan by Nikkei Business Publications, Inc.
Korean translation rights arranged with Nikkei Business Publications, Inc.
through EntersKorea Co.,Ltd., Korea.

주말 내내 잤는데
왜 월요일이 피곤할까?

—

2018년 11월 20일 1판 1쇄 인쇄
2018년 11월 28일 1판 1쇄 발행

—

지은이 Kazuhiro Ito · Setsuko Sada
감수 Kazuo Mishima
옮긴이 최수진
펴낸이 이상훈
펴낸곳 책밥
주소 03986 서울시 마포구 동교로23길 116 3층
전화 번호 070-7882-2311
팩스 번호 02-335-6702
홈페이지 www.bookisbab.co.kr
등록 2007.1.31. 제313-2007-126호

—

기획·진행 기획2팀 박미정, 김다빈
디자인 디자인허브 한정수
삽화 정혜민

—

ISBN 979-11-86925-57-7 (13510)
정가 15,000원

—

저작권자나 발행인의 승인 없이 이 책의 일부 또는 전부를
무단 복사, 복제, 전재하는 것은 저작권법에 저촉됩니다.

책밥은 (주)오렌지페이퍼의 출판 브랜드입니다.

이 도서의 국립중앙도서관 출판예정도서목록(CIP)은 서지정보유통지원시스템 홈페이지
(http://seoji.nl.go.kr)와 국가자료종합목록시스템(http://www.nl.go.kr/kolisnet)에서
이용하실 수 있습니다. (CIP제어번호 : CIP2018036827)

주말 내내 잤는데 왜 월요일이 피곤할까?

매일 밤 잠 못 드는 당신에게 전하는
수면전문가 24인의 처방전

Kazuhiro Ito·Setsuko Sada 공저
Kazuo Mishima 감수
최수진 옮김

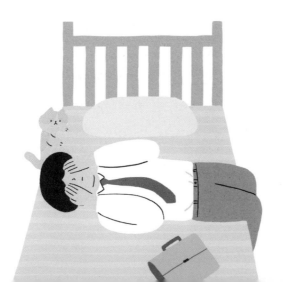

책밥

피곤한 나머지 귀가하는 전철에서 자리에 앉자마자 잠들어 버린 경험은 누구든지 있을 것이다. 그런데 이것이 습관이 되면 일상적으로 양질의 휴식을 취할 수가 없다. 다음날 아침 출근할 때 '피로가 풀리지 않아 몸이 무거운' 상태가 만성화되어 버리는 것이다. 아마 이 책을 손에 든 독자 여러분도 수긍이 갈 것이다.

피로를 풀기 위해서는 '퇴근 전철에서 잠들면 안 된다'는 것이 철칙이나 이것을 모르는 사람이 너무나도 많다. 한술 더 떠 '수면 시간이 부족해 통근 전철에서 자면서 보충하고 있다'고 말하기도 한다. 수면 부족은 업무 생산성을 떨어뜨려 치명적 실수의 원인이 될 뿐 아니라 비만, 고혈압, 당뇨병, 심근경색 등 생명과 관련된 질환의 발병 위험성을 높이는 것으로 알려져 있다. 양질의 휴식을 취하는 일의 중요성은 점점 커지고 있다. '푹 자지 못한다', '피곤이 풀리지 않는다'는 사람은 먼저 피로와 수면에 관한 '올바른' 지식을 습득할 필요가 있다.

　퇴근 전철에서 잠드는 일을 포함해 피로를 풀기 위해서는 절대로 해서는 안 되는 생활 습관이 있다. 몇 가지 예를 들어 보자.

- 퇴근 전철에서 자리에 앉아 잔다.
- 침대에서 자기 전에 책을 읽는다.
- 다음날 일찍 일어나기 위해 아직 졸리지도 않은데 잠자리에 든다.
- 휴일에 온종일 잔다.

　이러한 생활 습관은 자신은 도움이 될 것이라고 믿고 있는 경우가 많아 더 골칫거리인데, 신체의 수면 리듬을 깨뜨려 피로를 풀기 어렵게 만든다. 예를 들어 저녁때 퇴근 전철에서 자버리면 집에서 본격적으로 이루어지는 '본수면^{major sleep}'의 질이 크게 저하된다. 그러면 다음날 아침이 되어도 피곤이 풀리지 않고, 그대로 오후까지 업무를 보다가 퇴근하는 전철에서 다시 잠들어 버리는 악순환이 벌어지게 된다.

그런 생활 습관이 '왜 좋지 않은지' 깨닫고 고쳐야 한다. 매일 그날의 피로를 말끔히 풀어 버리는 생활을 해야 한다. 이것이 현대의 사회인에게 꼭 필요한 자세이다. 잠을 줄여 가며 일에 매진하는 사람의 경우 그런 생활 습관을 바로잡지 않으면 자신의 건강과 수명에 악영향을 미치게 된다. 이전에는 철야나 단시간 수면을 내세우는 풍조가 있었지만, 이제는 아무도 그런 것을 자랑하지 않는다. 지금은 자신의 몸을 철저히 관리해 생산성과 효율성을 높이는 것이 보다 중요한 비즈니스 스킬이다. 그러나 전철에서 졸고 있는 사람의 수가 의외로 많은 것을 보면 생각만큼 실천하기란 녹록치 않은 것 같다.

자신이 지금까지 바람직하다고 믿고 있던 행동과 습관을 다시 한

번 살펴보자. 업무 면에서 확실한 성과를 올리기 위해 숙면을 취하고, 그를 위해 올바른 지식과 노하우를 습득하자. 이 책에서는 일선에서 활약하는 24명의 의사·전문가의 의견과 최신 과학 자료에 근거한 '피로 회복 노하우'를 실었다. 수면 문제를 파헤친 전문가들의 식견이 독자 여러분에게도 도움이 되길 바란다.

차
례

피로가 풀리지 않는
의외의 습관

왜 퇴근 전철에서 자면 안 될까?
주의! 잘 때는 감기에 잘 걸린다
쾌면을 위해 운동복보다 잠옷을 입는다!
졸릴 때까지 잠자리에 들어서는 안 된다

왜 퇴근 전철에서
자면 안 될까?

💬 미시마 카즈오, 일본 국립정신신경의료연구센터

오후에 전철을 타면 많은 사람들이 자리에 앉아 졸고 있는 모습이 눈에 들어온다. 모두 꽤 피곤해 보인다. 과중한 업무로 잠잘 시간조차 부족한 회사원들 사이에서는 '통근 시간에 잠을 보충한다'고 하소연하는 사람들도 적지 않다. 이를테면 집에서 5시간밖에 자지 못하더라도 전철에서 편도 30분씩 자는 시간을 더하면 1일 6시간은 잘 수 있다는 계산이 나온다. 그런데 수면 시간을 이처럼 단순히 덧셈으로 계산해도 될까? 만일 그것이 가능하다면 '저녁에 3시간 잔 후 심야에 일하고 새벽에 다시 3시간 취침'과 같은 분산형은 어떨까? 정신보건연구소의 미시마 카즈오 씨에게 물어보았다.

피로를 풀려면 '얕은 잠'이 필요하다

"잠은 1일 합계 몇 시간을 잔다고 해서 해결되는 것이 아닙니다."라며 미시마 씨는 눈살을 찌푸린다.

"우리 몸에는 서캐디언 리듬circadian rhythms(24시간 주기로 되풀이되는 생리적 리듬)이라 불리는 주기가 있어, 혈압이든 호르몬이든 자율신경이든 24시간 주기의 메커니즘으로 움직이지요. 예를 들어 하루에 3회씩 수면을 취하면 신체는 (24시간÷3=)8시간 주기로 생활하는 셈이 됩니다. 1회당 수면 3시간씩 합계 9시간을 확보했다고 해도 생리적 주기와 전혀 맞지 않는 생활이 몸에 좋을 리가 없지요."

미시마 씨는 의외의 사실까지 가르쳐주었다.

"중요한 건 처음에 깊은 서파수면slow-wave sleep 상태가 되었다가 후반에 얕아지는 본수면 전체의 구조를 무너뜨리지 않는 겁니다. 단시간 수면이라도 '깊은 잠'을 잘 수 있지요. 하지만 문제는 '얕은 잠'은 잘 수는 없다는 겁니다."

뇌와 몸의 피로를 풀려면 '서파수면'이라는 깊은 잠뿐 아니라 후반부에 나타나는 '얕은 잠'도 필요하다. 서파수면은 잠들고 나서 3시간 이내에 나타나는 상태로, 이후에는 시간이 갈수록 잠이 얕아진다. 하루 3~4시간밖에 자지 않는 사람이라도 전반부의 서파수면만은 충분히 확보하고 있는 셈이다. 그러나 그것만으로는 불충분하다.

수면은 뇌뿐 아니라 근육과 내장기관에도 필요하다. 근육과 내장은 얕은 잠을 포함해 충분히 잠을 자야 휴식을 취할 수 있다. 연령에 따라 필요한 수면 시간은 다르지만, 대체로 6~7시간 동안 밤에 숙면을 취하면 혈압이 내려가고 당대사 등도 개선될 수 있다. 단 하루라도 수면 시간이 줄어들면 근육과 간장에서 혈액 속 포도당을 거둬들이는 데 필요한 인슐린의 작용이 약화된다고 한다.

"역학적으로도 단시간 수면을 오래 지속하면 당뇨병, 고혈압 등과 같은 생활습관병에 보다 잘 걸리게 된다는 사실이 알려져 있습니다."라고 미시마 씨는 말한다.

잠이 쏟아질 때는 업무 도중에 잠깐 눈을 붙인다

회사원으로 살아가기란 만만치 않다. 일에 쫓겨 충분한 수면 시간을 확보하지 못하는 사람이 많을 수밖에 없는데, 그런 경우는 '1일 1회의 수면'에 구속받아서는 안 된다.

"본 수면을 충분히 취하지 못해 낮 동안 눈꺼풀이 저절로 감길 때는 업무 효율 저하와 사고를 방지하기 위해서도 낮잠을 자는 편이 좋습니다."라고 조언하는 미시마 씨에게 '낮잠 잘 자는 방법'을 물어보았다.

① 가능한 한 편안한 자세로

근육을 이완시켜 심장의 부담을 덜어주려면 '눕는 자세'가 이상적인데, 이 자세는 교감신경*이 우위인 상태에서 부교감신경*이 우위인 상태로 이행되도록 돕는다.

사무실에서 자리에 누울 수 없는 경우는 가능하면 상반신을 눕히고 편안한 자세를 취하면 된다.

② 시간은 30분 이내로

잠들고 나서 30분 이상 경과하면 대부분 깊은 서파수면 상태로 들어가게 된다. 일어나서 바로 활동해야 하는 경우 '깊은 잠'은 금물이다. 눈을 떠도 멍한 상태라 좀처럼 업무에 집중할 수 없게 된다.

"심하게 졸릴 때는 10분이나 20분 자는 것으로 졸음이 사라집니다."

가장 큰 문제는 낮에 어중간한 서파수면을 취하면 밤의 서파수면이 대폭 줄어든다는 것이다. 이는 '간식을 너무 많이 먹어서 저녁 식사를 하지 못하는 상태'와 같은 것으로, 결과적으로 밤에 충분한 서파수면을 취할 수 없게 된다.

✳ **교감신경과 부교감신경** : 활동할 때, 긴장하고 있을 때, 스트레스를 느낄 때는 '교감신경'이, 휴식이나 수면을 취할 때는 '부교감신경'이 교대로 작용한다. 자율신경을 구성하고 있다.

③ 직전에 커피 마시기

낮잠으로 졸음을 해소하려 할 때 자기 전에 커피를 마시면 일어난 후 머리가 보다 빨리 맑아진다. 커피에 함유된 카페인은 수면유도물질인 아데노신을 억제하는 효과가 있다. 단, 미시마 씨는 '카페인의 효과가 나타나는 것은 섭취하고 나서 20~30분 후'라고 말한다. 따라서 낮잠을 자기 직전에 마셔 두면 지나친 수면을 예방해 적절한 타이밍에 눈을 뜰 수 있다.

퇴근 전철에서 자는 것은 최악이다

낮잠은 시간대도 중요하다고 한다. 동일하게 20분간 자더라도 시간대가 빠를수록 밤의 본수면에 영향을 적게 미쳐 서파수면이 감소하지 않는다. 미시마 씨는 "특히 오전 중에 잠깐 눈을 붙이는 것은 밤의 수면에 거의 영향을 주지 않습니다."라고 말한다. 즉 낮잠보다 '오전 잠'이 더 좋다. 아침 출근길 전철은 수면 부족을 보충하는 데 최적의 장소인 셈이다.

그러나 퇴근 전철에서 자는 것은 최악이다. "퇴근길 전철에서 자버리면 밤에 잠들기 어려워지는 데다 서파수면도 감소해 수면의 질이 매우 나빠집니다. 아무리 졸려도 참았다가 집에 와서 일찍 잠자리에 드는 편이 수면의 질도 올라가고 피로를 푸는 데도 도움이 되지요. 이것은 습관을 들이도록 노력해야 합니다. '퇴근할 때는 자리가 나도 앉지 않기'를 철칙으로 삼으세요. 좀 힘들긴 하겠지만요(웃음)."

또한 낮잠을 권장하는 것은 단순한 수면 부족 상태일 때뿐이다. 자고 싶어도 잠들지 못하는 불면증으로 고통받고 있다면 아무리 졸려도 낮잠은 금물이다. 모처럼의 졸음을 짧은 낮잠으로 해소해 버리면 밤에 더욱더 잠들기 어려워지기 때문이다.

낮잠의 시간대가 늦을수록 밤잠이 얕아진다

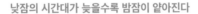

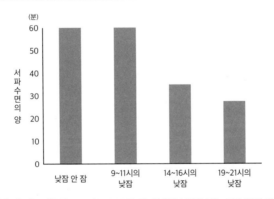

낮잠을 안 자는 경우와 9~11시, 14~16시, 19~21시에 낮잠을 자는 경우 밤에 잠들고 나서 2시간 반 후 나타나는 서파수면의 양을 측정한 결과 낮잠의 시간대가 늦을수록 적었다. (미야시타 아키오 외 '야간 수면에 미치는 주간 수면의 영향 / 뇌파와 근전도' 6,183-191,1978을 토대로 작성)

주의! 잘 때는
감기에 잘 걸린다

시라카와 슈이치로, 수면평가연구기구

일이 바쁠 때는 감기 따위 걸릴 틈도 없건만, 이럴 때일수록 몸에 무리가 가서 그런지 반갑지 않은 손님이 더 잘 찾아온다. 공기가 건조하고 인플루엔자가 유행하는 계절은 더욱 그렇다.

감기 예방의 기본은 '양치질과 손 씻기'다. 귀가 후 손과 목에 붙은 바이러스를 씻어 내는 것이 중요하다는 사실은 누구나 알고 있지만, 수면 중 관리 또한 예방 차원에서 매우 중요하다는 사실은 별로 알려져 있지 않은 것 같다. 수면평가연구기구 대표인 시라카와 슈이치로 씨에게 물었다.

잘 때는 바이러스에 무방비 상태가 된다

"감기는 자고 있을 때 걸리는 경우가 압도적으로 많습니다."라고 시라카와 씨는 지적한다.

그러고 보니 아침에 눈을 뜬 직후에 목이 아프다거나 열이 난다거나 어쩐지 몸이 나른한 감기 증상을 자각하는 경우가 많다. 그것은 결코 기분 탓이 아니다. 수면 중에는 신체의 면역력이 떨어지기 때문에 감기에 걸리기 쉬워진다.

"수면 중에는 면역기능의 중심적 역할을 담당하는 마크로퍼지(대형 백혈구)와 같은 면역세포도 활발하게 움직이지 않고 타액 분비도 적어집니다. 코와 목의 점막이 건조해지면 바이러스에 대한 저항력이 약해지지요. 입으로 숨을 쉬는 사람은 특히 목 점막이 잘 마릅니다."

타액이 많이 분비되는 낮에는 점막의 방어력도 강해 입으로 들어온 바이러스를 위산으로 녹여 제거하기 때문에 증식할 수 없지만, 잘 때는 건조한 점막에 바이러스가 달라붙어 쉽게 증식하게 된다.

그러면 수면 중에 감기에 걸리지 않으려면 어떻게 해야 할까? 구체적인 방법을 물어보았다.

보습과 집 먼지 대비책으로 감기의 원인을 차단한다

① 방의 보습

가장 유효한 대책은 '보습'이다. 건조한 계절에는 낮에 가습기를 사용하는 사람이 많은데, 감기에 걸리지 않기 위해서는 밤에도 침실에서 가습기를 트는 것이 좋다. "습도가 낮아 공기가 건조해지면 감기 바이러스도 잘 말라 가벼워지고, 공중에서 부유하다가 코와 입으로 침투하기 쉬워지지요. 습도를 50% 이상으로 유지하면 바이러스의 95%는 활동할 수 없게 됩니다."라고 시라카와 씨는 설명한다.

② 얼굴 주위의 보습

마스크를 쓰고 자면 날숨에 포함된 수분에 의해 구강 내 습도를 높게 유지할 수 있다. 특히 보습에 유리한 거즈 마스크를 추천한다. 실제로 아나운서나 성우 등과 같이 목을 소중히 여기는 '목소리 전문가'들은 마스크를 쓰고 자는 사람이 많다고 한다.

최근에는 수면 중에 얼굴 주위 습도를 50% 이상으로 유지해 주는 소형 보습기가 판매되고 있다. 마스크를 쓰고 자는 데 거부감이 드는 사람은 이런 제품을 이용해 보자.

③ 공기청정기를 사용한다

화분증花粉症* 대책과 마찬가지로, 잘 때 공기청정기를 사용하는 것도 효과적이다. 완전하진 않지만 방 안에 있는 바이러스를 상당히 제거할 수 있다.

※ **화분증** : 꽃가루가 점막에 접촉해서 생기는 알러지성 질환.

④ 집 먼지를 줄인다

더러워진 침구를 사용하면 수면 중에 감기에 더 잘 걸린다. 체내 면역세포가 진드기, 먼지 등에 대항하느라 감기 바이러스까지 미처 손길이 미치지 않기 때문이다. 침구에서 진드기와 먼지를 제거하려면 부지런히 청소기를 돌릴 수밖에 없다.

날씨가 좋은 날은 이불을 말리고 싶지만 시라카와 씨는 "햇빛으로는 진드기를 박멸할 수 없으므로 감기 예방에는 거의 효과가 없습니다. 이불 건조기를 사용하는 편이 낫지요."라고 한다.

면역력이 저하되는 수면 방식을 즉각 멈춘다

앞에서 제시한 대책과 함께 '가장 중요한 것은 양질의 수면을 취하는 것'이다. 많은 연구에서 수면의 질과 양이 떨어지면 면역력도 저하된다는 사실이 드러났다.

56,953명의 여성을 대상으로 수면 시간과 감기에 걸린 후 폐렴으로 악화될 위험성의 관계를 알아본 조사가 있다. 수면 시간이 8시간인 사람에 비해 5시간 이하인 사람은 1.39배, 9시간 이상인 사람은 1.38배 폐렴으로 악화될 위험성이 높다는 결과가 나왔다. 짧은 수면은 물론 너무 긴 수면도 안 좋다는 것이다. "지나치게 오래 자면 중도 각성이 잦고 얕은 수면의 비율이 높아져 오히려 수면의 질이

나빠지는 경우가 많기 때문입니다"라고 시라카와 씨는 설명한다.

미국에서 153명의 코 점막에 감기 바이러스(라이노 바이러스)를 붙이고 2주 후 몇 사람에게 증상이 나타났는지 조사했다.

중도 각성이 수면 시간의 2% 이하로 안정적인 수면을 취한 사람들은 7명 중 1명만 증상을 보였지만, 중도 각성이 8% 이상인 '푹 자지 못하는 사람들'은 2명 중 1명에게 증상이 나타났다.

'감기에 걸리면 자는 것이 최고'라는 말도 있지만, 양질의 수면을 취하는 것은 감기의 예방을 위해서도 중요하다. 감기 바이러스를 물리치기 위해서라도 수면의 질과 양을 관리해 면역력을 강화하자.

수면의 질이 좋으면 감기에 잘 걸리지 않는다

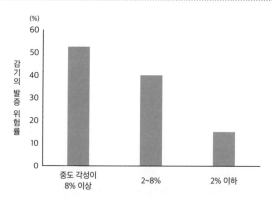

21~55세의 미국인 153명의 코 점막에 감기 바이러스(라이노 바이러스)를 붙이고 2주 후 몇 사람에게 증상이 나타났는지를 조사했다. 중도 각성이 수면 시간의 8% 이상을 차지한 사람들은 2명 중 1명에게 증상이 나타난 데 대해 2% 이하인 사람들은 7명 중 1명만 증상을 보였다. (Arch Intern Med. 2009 Jan 12;169(1):62-7)

쾌면을 위해 운동복보다
잠옷을 입는다!

후쿠다 가즈히코, 에도가와대학 사회학부 / 마츠우라 노리코, 수면개선 강사

당신은 잘 때 잠옷파인가, 운동복파인가?

잘 때 입는 옷이라고 하면 바로 잠옷이 떠오르지만, 조사에 따르면 잠옷을 입고 자는 사람은 생각만큼 많지 않은 것 같다. 그런데 놀랍게도 이러한 '잠옷과의 결별'이 쾌면을 방해하고 있다는 결과가 나오고 있다.

옷을 바꾸기만 해도 수면의 질이 개선된다

2013년에 새내기 사회인 310명을 대상으로 실시한 설문 조사에 의하면 취침 시 잘 입는 의류는 '운동복'이 46.4%로, 가장 많았다. 젊은 세대일수록 잠옷과 멀어지는 추세가 두드러지는 것 같다.

무엇을 입고 자든 수면과는 별 상관이 없을 것 같지만, 사실은 그렇지 않다. 잠옷을 입고 자는 것만으로 수면의 질이 개선됐다는 보

고가 나왔는데, 와코루와 오므론헬스케어의 공동 실험 결과가 그것이다.

평소에 잠옷을 입지 않는 20~40대 남녀 30명을 대상으로 일주일간 잠옷을 착용하고 취침하도록 하고 그때의 수면 상태를 조사했다. 그러자 잠옷을 입고 잠들었을 때는 그렇지 않은 때보다 잠들기까지 걸리는 시간이 평균 9분 단축되었다.

또한 밤중에 잠에서 깨는 횟수가 평균 3.54회에서 3.01회로 감소했다. 침대에 있는 시간 중 실제로 잠자는 시간이 차지하는 비율을 '수면 효율'이라고 하는데, 이것도 84%에서 87%로 상승했다고 한다. 잠들지 못하고 뒤척이는 시간이 줄어든 것이다.

인간심리학과 교수인 후쿠다 가즈히코 씨에 따르면 아침에 기상했을 때 '아아, 잘 잤다!' 하고 만족할 수 있을지 여부는 주로 잠드는 데 걸리는 시간과 중도 각성의 횟수로 결정된다고 한다.

잠드는 데 걸리는 시간이 줄고 중도 각성의 횟수가 감소한다는 결과를 보면, 잠옷의 착용이 수면 전체의 질 향상에 도움을 준 것이라고 해석할 수 있다.

잠잘 때는 체온이 급격히 저하된다

잠옷 착용만으로 잠이 잘 오고 중도 각성이 감소하고 수면 효율도 상승한다는 것은 놀라운 일이다. 도대체 왜 그럴까?

후쿠다 씨는 이렇게 분석한다.

"잠옷을 입는 효과는 크게 두 가지로 나눠 볼 수 있어요. 하나는 의복으로서 잠옷의 효용을 들 수 있고, 또 하나는 '취침 모드'로의 전환 효과이지요."

잠이 들 때는 우리 몸속에서 큰 변화가 일어난다. 바로 체온의 급격한 저하이다.

"체온을 낮추려면 몸의 열을 빼앗아야 하므로 우리는 잠잘 때 상당한 양의 땀을 흘리지요. 특히 수면 전반부의 1~3시간은 땀을 많이 흘려 체온이 대폭 저하됨으로써 깊은 잠 속으로 들어갑니다. 이때 입고 있는 옷이 흡습성과 통기성이 좋은지 여부가 몸의 열 발산 구조면에서 보면 매우 중요한 요소가 되지요. 운동복의 소재는 땀이 증발되는 것을 방해할 가능성이 있어요. 결론적으로 푹 자기 위해서는 그에 맞는 옷을 입어야 한다는 겁니다."

잠옷의 또 다른 심리적 효용은 '깨어 있는 시간'에서 '잠자는 시간'으로 기분을 전환해 주는 것이다.

"수면의 질 측면에서 말하자면, 깨어 있는 시간과 자는 시간을 분명히 구분하는 게 중요하지요. 평상복인 채로 있으면 아무래도 이 구분을 짓기가 어렵지만, 잠옷으로 갈아입으면 취침 모드로 기분이 자연스럽게 전환됩니다. 그 유효한 도구 중 하나가 잠옷이라고 할 수 있어요."라고 후쿠다 씨는 말한다.

확실히 잠옷으로 갈아입으면 '오늘도 무사히 끝났다! 이제 자는 일만 남았네.'하는 안도감이 든다. 각성에서 수면으로의 이행은 스위치의 온오프처럼 바로 전환되는 것이 아니다. 그러므로 취침 1시간쯤 전부터 서서히 휴식 모드로 전환할 준비를 해야 한다. 여기서 후쿠다 씨가 권장하는 세 가지 '수면 의식'은, 체온 조절과 빛 조절, 그리고 잠옷 착용이다.

"취침 1시간 전까지 샤워를 끝내고 잠옷으로 갈아입으세요. 그리고 거실 조명을 낮추고 느긋하게 시간을 보냅니다. 그러면 체온이

잠옷을 입으면 잠드는 시간과 밤중에 잠에서 깨는 횟수가 줄어든다

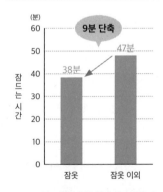 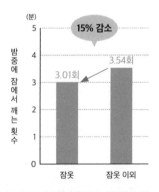

평소에 잠옷을 입지 않고 자는 20~40대 남녀 30명이 참가한 실험이다. 일주간은 원래 방식(잠옷 이외)대로 취침하고 그 다음 주에는 잠옷(와코루 '수면과학')을 착용하고 일주간 취침했다. '잠드는 시간'과 '밤중에 잠에서 깨는 횟수'를 비교한 결과 잠옷을 입었을 때가 양쪽 다 개선된 결과가 나왔다. 모두 '오므론 수면계(HSL-101)'로 수면 상태를 측정했다. 와코루와 오므론헬스케어의 공동 실험(2013년 1월 실시).

내려가면서 자연스럽게 졸음이 오게 되지요. 이때 잠자리에 들면
됩니다. 이 세 가지 의식을 매일 습관처럼 실천하면 쉽게 잠들 수
있을 거예요."

잠옷의 소재에도 주의를 기울인다

그러면 어떤 잠옷을 선택해야 할까? 일본수면개선협의회가 인정하
는 상급 수면 개선 강사인 마츠우라 노리코 씨에게 조언을 들었다.

"크게 3가지 포인트가 있는데, 바로 잠옷의 소재와 크기, 강도입
니다. 먼저 소재는 감촉이 좋고 흡습·흡수성, 통기성이 뛰어난지 확
인하세요. 크기는 몸을 조이지 않고 넉넉하면서 자다가 몸을 뒤척
여도 벗겨지지 않아야겠지요. 그리고 자주 세탁해도 쉽게 상하지
않는 옷감이 좋아요. 이런 3요소를 겸비한 잠옷이 이상적입니다."

또한 더운 시기에는 차가운 느낌이 지속되는 시원한 소재의 잠옷
이 좋다. 시원한 소재의 냉장고 잠옷과 면 100% 소재의 잠옷을 비
교한 실험에서는 시원한 잠옷을 입었을 때 잠자리의 온도와 습도가
내려가서 숙면을 취하는 데 더 도움이 된다는 사실이 보고된 바 있
다. 최근에는 쾌면에 도움을 줄 수 있도록 개발된 잠옷도 등장하고
있다. 앞으로 각자의 취향에 맞는 개성 넘치는 잠옷이 쾌면의 강력
한 조력자 역할을 할 것이다.

졸릴 때까지 잠자리에
들어서는 안 된다

가지무라 나오후미, 무사시클리닉

지칠 대로 지쳤는데 침대에 누워도 잠이 오지 않는다. 한밤중에 여러 차례 눈이 떠진다. 분명히 제대로 잤는데 몸이 찌뿌둥하다…….

불면증과 수면장애로 고민하는 사람들이 많다. 일본 후생노동성의 '2014년 국민건강·영양조사'에 따르면 '수면을 통해 휴식을 충분히 취하지 못하는 사람'이 성인의 21.7%로, 2년 전의 조사보다 약 5% 증가했다. 대체 어떻게 해야 푹 자고 개운하게 일어날 수 있을까?

지금까지 많은 불면증 환자를 치료해 온 무사시클리닉의 원장 가지무라 나오후미 씨로부터 수면을 개선하기 위한 5가지 기본 규칙을 들었다.

일찍 자고 일찍 일어나는 것보다 '일찍 일어나고 일찍 자기'

① 일정한 시간에 일어난다

가지무라 씨는 "수면장애에는 여러 유형이 있지만, 어떤 유형이든 먼저 수면 리듬을 바로잡는 일부터 시작해야 합니다."라고 말한다. 수면 리듬이 깨져 있는 상태에서는 수면제를 복용해도 별 효과가 없다고 한다.

'수면 리듬을 바로잡는 것'은 바꿔 말하면 '규칙적인 생활을 하는 것'이다. 일찍 자고 일찍 일어나는 것이 기본이다. 일찍 일어나기 위해서는 일찍 자야 한다고 생각하기 쉽지만, '그것이 실패의 원인'이라고 가지무라 씨는 지적한다.

"일찍 자려고 해도 쉽게 잠이 올 리가 없지요. 처음에는 오전 6시 반이나 7시로 기상 시간을 정하세요. 일찍 자고 일찍 일어나는 게 아니라 '일찍 일어나고 일찍 자기'를 의식하면서 시작하는 것이 성공의 비결입니다."

② 휴일의 늦잠은 2시간 이내로

일요일 정오까지 늦잠을 자버리면 밤 10시에 침대에 누워도 쉽게 잠이 들지 않아 월요일엔 잠이 부족한 상태로 출근하게 된다. 밤에 졸음이 오는 시간은 아침에 일어난 시간에 따라 결정되기 때문에 우선은 정해진 시간에 기상하는 일부터 시작해야 한다.

평소와 같은 시간에 자고 일찍 일어나는 것이므로 처음에는 수면이 부족하겠지만, 그래도 어쩔 수 없다. 피곤해도 참고 계속해 나가면 점점 체내시계가 맞춰져 자연스럽게 이른 시간에 잠이 오게 된다.

"취침 시각은 좀 어긋나도 되지만, 기상 시각은 반드시 지키세요. 평일과 휴일에 잠자리에서 일어나는 시간을 바꾸지 않는 것이 중요합니다. 수면 부족이 계속되는 경우는 어쩔 수 없겠지만, 휴일에도 평소보다 2시간 이상 늦게 기상해서는 안 돼요."

평일에 오전 7시에 일어난다면 휴일엔 늦어도 9시까지는 일어나야 한다. 정오 무렵까지 잠자리에 누워 있으면 평일에 애써 맞춰 놓은 체내시계가 어긋나 버린다. 따라서 평일의 수면 부족도 주말(토·일요일)의 추가 2시간으로 보충할 수 있을 정도로 미리 관리해 둬야 한다.

③ 침대에 머무는 시간은 가능하면 짧게

필요한 수면 시간이 6시간 30분이고 아침 7시에 일어난다면 밤 12시에 잠자리에 들면 된다. 단, 여기서 주의해야 할 것은 필요 이상으로 일찍 침대에 눕지 않는 것이다. 반대로 아침엔 눈을 뜨면 바로 침대에서 나온다. 말하자면 침대에 머무는 시간을 최소화하는 것이다. 필요한 수면 시간 더하기 30분을 기준으로 삼자.

잠자리에서 책을 읽어서도 안 된다. "독서는 다른 장소에서 하세요. '침대는 어디까지나 잠자기 위한 장소'로 습관을 들이고 뇌에 입력시켜야 침대에 들어가는 즉시 조건반사적으로 잠이 오게 됩니다."

규칙적인 수면 리듬이 만들어지면 알람이 없어도 같은 시간에 눈이 떠지게 된다. "체내시계가 완벽히 정비되면 취침 시간이 1~2시간 늦어져도 다음날 평소와 같은 시간에 일어날 수 있게 됩니다."

④ 취침 전 스마트폰 사용, 목욕 시간, 음주에 주의!

숙면을 위한 주의 사항은 다음과 같다. 먼저 노트북이나 스마트폰을 잠자리에 가져가지 않는 것은 물론 자기 2시간 전부터는 일절 보지 않는 것이 이상적이다. 이러한 전자기기의 화면에서 나오는 LED의 블루라이트*가 멜라토닌이라는 수면 유도 호르몬의 분비를 억제하고 교감신경을 자극해 정신을 각성시키기 때문이다.

"그와 반대로 아침에 일어나서 컴퓨터나 스마트폰을 사용하면 교감신경이 자극되어 정신이 또렷해지는 효과도 있지요."라고 가지무라 씨는 말한다.

목욕은 취침 1~2시간 전에 미지근한 물로 하는 것이 좋다. 혈액순환이 좋아지고 열기가 배출되어 심부 체온(몸속 온도)이 내려가면

---

* **블루 라이트** : 파장이 380~500nm(나노미터)인 청색 광원. 눈으로 볼 수 있는 빛 중에서 가장 파장이 짧고 강한 에너지를 갖고 있어 눈을 비롯한 신체에 큰 부담을 주는 것으로 알려져 있다

서 졸음이 오게 된다. 그러나 뜨거운 물은 교감신경을 자극해 잠을 쫓아 버린다. 그래도 역시 뜨거운 물이 개운해서 좋다는 사람은 취침 2시간 전보다 더 전에 욕조에 들어가도록 하자.

취침 전 음주는 쾌면에 도움을 준다고 믿고 있는 사람도 많지만, 그것은 사실이 아니다. 가지무라 씨는 "쉽게 잠이 오는 대신 숙면을 방해해 한밤중에 자주 눈을 뜨게 되지요."라고 주의를 준다.

⑤ 햇빛과 아침 식사가 체내시계를 정비한다

계획한 기상 시간이 되면 졸려도 꾸물거리지 말고 침대에서 나올 것. 햇볕을 쬐고, 얼굴을 씻고, 아침 식사를 하고, 커피나 홍차 등 카페인이 들어간 음료를 마실 것. 그러면 교감신경이 자극되어 잠이 빨리 깬다.

수면 리듬을 조절하는 데 특히 효과적인 것은 햇빛과 아침 식사다. 빛은 뇌에 있는 체내시계를, 아침 식사는 장기에 있는 체내시계를 각각 정비해 준다. 또한 체내시계를 맞추기 위해서는 수면 리듬과 함께 매일의 식사를 같은 시간대에 섭취하는 것도 효과적이다.

수면 리듬을 정비하기 위해 습관을 바꾼다

불면증의 치료는 수면 리듬을 조절하는 것, 즉 매일 같은 시간에 일어나는 것을 기본으로 한다.

"수면의 질이 나빠진 것 같으면 먼저 리듬이 깨지지는 않았는지 확인해 보세요. 평일과 휴일의 기상 시간에 큰 차이가 없는지, 잠자리에 누워 있는 시간이 너무 길지 않은지 등을요. 그래도 문제점을 찾지 못하면 의사와 상담해 보는 게 좋습니다."

불면증을 개선하기 위한 생활 습관

숙면을 취하기 위해	상쾌하게 잠에서 깨기 위해
졸리기 전에는 잠자리에 들지 않는다.	매일 같은 시간에 일어난다.
PC, 스마트폰은 취침 2시간 전까지만 사용한다.	기상할 때 햇빛을 쬔다. PC, 스마트폰을 사용한다.
취침 전 음주를 피한다.	커피를 마신다.
목욕은 취침 1~2시간 전에 미지근한 물로 (겨울 40~41℃, 여름 39~40℃)	뜨거운 물로 샤워를 한다. 찬 물로 얼굴을 씻는다.

- 02 -

비즈니스에
도움을 주는 '잠'

잠을 줄이면 출세할 수 있을까?
생산성을 높이는 수면 노하우
1분이라도 낮잠을 자자!
낮잠 전 커피로 효율을 높이자

잠을 줄이면
출세할 수 있을까?

미시마 카즈오, 일본 국립정신신경의료연구센터

밤을 샌 다음 날 머리가 멍해서 업무에 집중할 수 없었던 경험을 한 사람이 적지 않을 것이다. 확실히 철야를 한 다음날은 머리가 잘 돌아가지 않는다. 호주의 한 연구에 의하면 24시간을 자지 않고 있으면 맥주 한 병 정도를 마셨을 때(혈중 알코올 농도 0.1% 상당)와 비슷하게 심신의 능력이 떨어진다고 한다.

　대부분의 회사원에게 있어 매일은 시간과의 싸움이다. 그래서 그런지 잠까지 줄여가며 일에 매진하는 것을 미덕으로 여긴다. 미시마 카즈오 씨는 "현대는 수면 시간이 짧은 아침형 인간에게 유리한 사회입니다. 잠자는 시간을 최대한 줄여서 그만큼 일과 여가에 투자하고자 하는 회사원들이 점점 증가하고 있어요."라고 말한다.

수면 부족은 업무에 지장을 준다

세간에는 '4~5시간만 자도 충분하다'는 단시간 수면법도 나돌고 있지만, 이런 세태를 두고 건강에 대한 악영향을 걱정하는 목소리도 작지 않다. 근년의 연구로 밝혀진 바에 의하면 수면 부족이 지속되면 살이 찌기 쉽다. 수면 시간이 짧을수록 식욕을 촉진하는 호르몬인 '글레린'이 증가하고, 반대로 식욕을 억제하는 호르몬인 '렙틴'은 감소한다. 이중으로 살이 찌기 쉬워지는 것이다.

또한 미시마 씨의 연구에 의해 수면 부족 상태가 5일간만 지속되어도 불안감과 불쾌감이 심해진다는 사실도 확인되었다. "수면이 부족한 상태일 때 스트레스를 받으면 감정에 관여하는 뇌의 편도체가 숙면을 취했을 때보다 활발히 작용한다는 것이 밝혀졌습니다."라고 미시마 씨는 설명한다.

예를 들어 업무상 실수를 저질러서 상사에게 질책을 받은 경우 수면 부족 상태일 때는 푹 잤을 때보다 마음의 상처를 크게 받는다는 것이다. 게다가 만성적 수면 부족은 비만, 고혈압, 당뇨병 등의 생활습관병과 심근경색, 뇌졸중, 면역력 저하 등의 위험성을 증대시킨다. 이러한 사실도 몇몇 연구로 확인된 바 있다.

이처럼 건강에 미치는 악영향은 업무에 지장을 주기도 한다. 버스, 트럭, 전철 등의 운전사가 졸음운전을 하다가 대형 사고로 연결된 경우도 있었는데, 그 사고의 원인으로 지목된 것이 수면시무호흡증후군이다. 수면장애에 의한 사고와 생산성의 저하는 당연히 경제적 손실을 초래한다. 니혼대학 의학부 정신의학계열의 우치야마 마코토 교수 등이 2005년에 실시한 연구에 따르면 근무 중 졸음에 의한 작업 효율 저하와 사고, 건강 상태 악화 등에 의해 발생하는 일본의 경제적 손실은 연간 3조4694억 원에 이른다.

해외에서는 미국에서 1979년에 일어난 스리마일섬 원전 사고, 1986년의 우주왕복선 챌린저호 사고, 구소련에서 1986년에 발생한 체르노빌 원전 사고도 직원의 수면 부족이 주요 원인 중 하나로 보고된 바 있다. 이처럼 국제 사회 전체에 있어 수면 부족이 일으키는 폐해는 너무나도 크다.

과잉 수면도 수명을 단축한다?

무조건 오래 자는 것이 좋은가 하면 그렇지도 않다. '8시간 자는 것이 가장 좋다'는 말을 자주 듣는데, 수면 시간은 나이가 들수록 짧아지는 것이 일반적이다. 중장년층은 잠자리에 있는 시간이 길어도 실제로 잠을 자는 시간은 점점 짧아져 간다. 개인차는 있지만 평균을 내면 30세에는 7시간, 70세에는 6시간이 채 못 되게 잔다.

수면 부족은 건강에 악영향을 미쳐 사망률을 높인다. 흥미로운 것은 과잉 수면의 경우도 사망률이 상승한다는 것이다. 111만 명 이상을 대상으로 한 미국의 대규모 조사에서 7시간 전후로 수면을 취하는 사람이 사망률이 가장 낮고 그보다 수면 시간이 짧거나 길어도 사망률이 높아지는 결과가 나왔다.

그러면 어떻게 해야 할까? 개개인의 최적의 수면 시간에 관해서는 194쪽에서 상세히 설명하겠지만, 4~5시간의 단시간 수면은 지속하지 않는 편이 좋다는 것만은 확실하다. 미시마 씨는 '단시간 수면법은 일이 너무 많을 때 며칠간만 기간을 정해 놓고 실행하는 방식으로 해석해야 한다'고 경고한다.

수면과 건강은 밀접한 관련성이 있다는 사실이 근년의 연구와 조사에 의해 밝혀지고 있다. 그래도 직장에서 성공하려면 잠을 줄일수밖에 없다고 믿고 있는 사람에게 우치야마 교수의 조언을 전해주고 싶다.

"어떤 회사에서나 우수한 동기들 중 한 사람만이 일인자로 남게되는데, 그는 바로 건강을 해치지 않은 사람이지요. 삼십대, 사십대에 잠을 줄여가며 무리를 한 사람은 오십대에 건강에 이상이 생겨결국은 출세 경쟁에서 탈락하게 되는 경우가 많습니다. 나이 지긋한 사장님이 '소싯적엔 잠도 안 자고 일했지.' 등등 젊은 시절의 무용담을 펼치기도 하는데, 진실은 자지 못한 날도 있지만 푹 쉰 날도 있다는 것이겠지요. 그렇지 않으면 그 나이가 될 때까지 건강을 유지할 수 없었을 겁니다."

과연 잠을 소홀히 하면 출세에 영향을 미치게 될까? 그렇다. 유능한 사회인은 수면 부족으로 인한 부작용을 감수하지 않는다.

7시간 전후로 자는 사람이 가장 장수한다

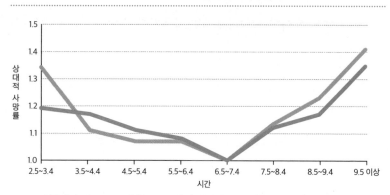

미국에서 1982~1988년에 30~102세 남녀 111만 6,936명을 추적 조사한 결과. 6년 후 사망한 비율은 6.5~7.4시간 잔 사람이 가장 낮았다. 차트는 6.5~7.4시간 자는 사람을 1로 정한 경우의 수치. 수면 시간이 짧아질수록, 그리고 반대로 길어질수록 상대적 사망률이 상승하고 있다. (Arch Gen Psychiatry 59:131~136.2002에서, 미시마 카즈오 씨가 변경)

생산성을 높이는
수면 노하우

스가와라 요헤이, 수면건강지도사

양질의 수면은 양질의 업무 성과로 연결된다. 이 사실에 착안하여 사원의 수면 개선을 위해 노력하는 기업도 늘고 있다. 수면건강지도사인 스가와라 요헤이 씨가 기업의 의뢰를 받아 '수면 관리 연수' 프로그램을 운영하는 유크로니아를 설립한 것은 2012년의 일이다. 처음에는 외국계 기업이 중심이었으나, 최근에는 국내 기업의 의뢰도 증가하고 있다고 한다.

"사고 방지, 사원의 정신건강 개선, 생활습관병 예방, 생산성 향상 등과 같은 목표를 갖고 의뢰하는 기업이 많습니다. 특히 외국계에서는 수면이 비즈니스 노하우 중 하나로 간주되고 있어 사내 연수에 도입하는 기업이 많은데, 일본에서도 스트레스 체크가 의무화되면서 2016년부터 수면 개선에 관심을 갖는 기업이 증가하고 있어요."

스가와라 씨가 수면 연수를 담당한 이데미츠코산(出光興産)에서 연수에 참가한 직원들에게 들어보니, 82%가 이 연수에 의해 수면이 개선되었다고 한다. 게다가 생산성이 향상된 것도 확인되었다.

스가와라 씨가 지도하는 수면 개선법은 과연 어떤 것일까? 기본은 '4가지 NG'를 고치는 것, 그리고 '4-6-11법칙'을 지키는 것이다. 순서대로 살펴보자.

잠자리에서 수면 이외의 다른 일을 하는 것은 NG

'자기 전에 커피를 마시면 좋지 않다'는 사실은 누구나 알고 있을 것이다. 문제는 이 책의 다른 부분에서도 소개하고 있듯이 '양질의 수면에 역효과가 되는 습관'이다.

NG① 침실에서 책을 읽는다

취침 전 독서가 습관화되어 있는 사람이 적지 않다. 그 습관 자체는 나쁘지 않지만, 스가와라 씨에 의하면 '잠자리에서의 독서'는 좋지 않다. TV를 보거나 스마트폰을 조작하는 행위도 마찬가지. 즉 '잠자리에서 잠자는 것 이외의 다른 일을 하는 것'은 바람직하지 않다.

"뇌는 피드포워드^{feedforward}(실행 전에 결함을 예측하고 행하는 피드백 과정의 제어)라는 작용을 통해 장소와 행위를 함께 기억합니다." 그 결과 다음에 같은 장소에 갔을 때 전보다 더 원활하게 동일한 행위를 할 수 있게 된다. 책을 읽고 있으면 '침대는 책을 읽는 곳', TV를 보고 있으면 '침대는 TV를 보는 곳'으로 뇌가 착각하게 되고, 그것이 숙면을 방해한다.

따라서 졸리지 않으면 잠자리에 들지 말아야 하고, 수면 이외의 행위는 되도록 하지 않아야 한다. 그렇게 해서 '침대는 잠자는 곳'으로 뇌에 각인시키는 것이다. 단, 자기 전에 책을 읽거나 TV를 보는 생활 습관을 고쳐야 한다는 것은 아니다.

"원룸 아파트에 산다면 취침 전에 침대가 아닌 의자에 앉아 책을 읽거나 TV를 보면 됩니다. 어쨌든 침대만 아니면 괜찮아요."

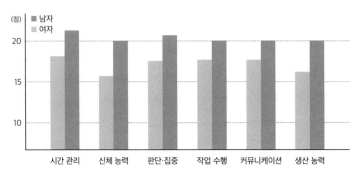

수면 연수 이후의 생산성 향상

이데미츠코산에서 수면 관리 연수 프로그램에 참가한 17명을 조사했다. 연수로부터 2개월 후 차트에 표시한 6개 항목의 평균 자기평가점수가 모두 향상되었다. 총점은 연수 전보다 12.3% 상승했다. (데이터 제공 : 유크로니아)

NG② 일찍 일어나기 위해 졸리지 않는데도 일찍 잠자리에 든다

다음 날 아침 일찍 출장을 가야 하기 때문에 수면 시간을 확보하기 위해 평소보다 2시간이나 일찍 침대에 누웠다. 그러나 좀처럼 잠이 안 와 밤늦게까지 몸을 뒤척이며 괴로워했다. 누구나 이런 경험을 한두 번 해본 적이 있을 것이다.

"인간은 기상 후 빛을 보고 나서 16시간이 지나면 잠이 오게 되어 있습니다. 억지로 빨리 자려고 해도 마음대로 되지는 않지요."라고 스가와라 씨는 말한다.

게다가 잠이 오지 않으면 무심코 이런저런 생각이 떠오른다. 앞에서 설명한 피드포워드에 의해 '침대는 생각을 하는 곳'이라고 뇌가 인식해 버리게 되면 만성적 불면증으로 이어질 위험성도 있다.

그 날 아침 7시에 일어났다면 '알맞은 취침 시간은 16시간 후인 밤 11시 정도'라고 대충 계산하고 잠자리에 들자. 과로에 지친 날 약간 일찍 자는 것은 상관없지만, 졸리지도 않은데 평소보다 이른 시간에 누워 무리하게 잠을 청해서는 안 된다.

NG③ 기상시간에 관계없이 같은 시간에 잠자리에 든다

규칙적인 수면 리듬을 만들기 위해서는 매일 같은 시간에 잠자리에 드는 것이 좋다고 생각할지 모르지만, 먼저 의식해야 할 것은 취침 시간이 아니라 기상 시간이다. 기상 후 빛을 보고 나서 16시간이

지나야 잠이 오기 때문에 '취침 시간이 아닌 기상 시간을 일정하게 유지하는 것'이 더 중요하다.

매일 같은 시간에 자고 같은 시간에 일어날 수만 있다면 이상적이겠지만, 일에 쫓기는 회사원이 매일 같은 시간에 잠자리에 눕기란 어려운 일이다. 때로는 잠이 잘 오지 않는 날도 있다. 그럴 때는 침대에 누워 억지로 잠을 청해도 쉽게 편안한 잠 속으로 빠져들지 못한다. 반면에 매일 같은 시간에 일어나서 아침 해를 바라보면 취침 시간도 조금씩 규칙적으로 맞춰지게 된다.

NG④ 퇴근 전철에서 수면 부족을 보충한다

이미 앞에서 언급했듯이 퇴근 전철에서 수면 부족을 보충하려고 잠을 청하는 것은 '최악'이다. 스가와라 씨는 '저녁 때 잠을 자버리면 야간의 본 수면이 얕아질 수밖에 없다'고 설명한다. 특히 통근 시간이 긴 사람은 주의가 필요하다. 저녁 식사 후의 선잠 역시 좋지 않다. 저녁때는 졸려도 참자.

세 종류의 생체 리듬을 정비한다

'4가지 NG'를 기억했으면, '4-6-11법칙'을 실행해 보자. 이것은 수면과 관련된 세 가지 생체 리듬을 정비하는 방법으로, 숫자는 각각의 시간을 나타낸다.

① 기상 후 4시간 이내에 빛을 본다(멜라토닌 리듬 정비)

밤이 되면 뇌의 송과체에서 멜라토닌이라는 호르몬이 분비되어 잠이 오게 된다. 그리고 이른 아침에 강한 빛을 쬐면 멜라토닌의 분비가 멈추면서 졸음이 달아난다. 이처럼 기상 후 빛을 보는 행위는 매우 중요하다. 앞에서 설명했듯이 햇빛에 노출되고 16시간 후에 다시 멜라토닌 분비가 증가되어 졸음이 오게 된다.

기상 후에도 커튼을 걷지 않고 어두운 방에 있으면 멜라토닌의 분비가 멈추지 않아 멍한 상태가 지속된다. 멜라토닌 분비의 정지 감도가 가장 강한 때는 기상 후 1시간 이내이다. 시간이 경과할수록 감도가 낮아져 기상 후 4시간 이상이 지나면 빛을 봐도 아무런 반응을 하지 않게 된다. 잠에서 깬 후에는 1시간 이내에 아침 햇빛을 보는 것이 가장 좋다. 집에서 하루 종일 뒹굴뒹굴하는 날도 기상 후 4시간 이내에는 빛을 보도록 하자.

② 기상 후 6시간이 지나면 낮잠 타임(수면-각성 리듬 정비)

아침에 눈을 뜨고 나서 첫 번째 졸음이 찾아오는 것은 8시간 후이다. 예를 들어 아침 7시에 일어나는 사람이라면 오후 3시경이 된다. "이 시간에 자주 졸리는 사람은 기상 후 6시간이 지났을 때, 일반적으로는 점심 식사 후 휴식 시간에 낮잠을 자는 것이 좋습니다."라고 스가와라 씨는 말한다.

낮잠의 포인트는 '졸리기 전에', '10~30분 이내로', '의자에 앉은 채', '일어날 시간을 3회 소리 내어 말하기'다. 1분간 눈을 감기만 해도 뇌를 쉴 수 있다(상세한 내용은 49쪽에). 6분 이상의 낮잠으로도 이후의 집중력 저하를 방지할 수 있다는 사실이 확인되었다. 그러나 30분 이상 자면 깊은 잠에 빠지게 되어 밤의 본수면에 영향을 미치게 되므로 좋지 않다. 자리에 눕지 않고 의자 등받이에 기대어 자는 편이 나은 것도 같은 이유에서다.

③ 기상 후 11시간이 지나면 몸을 움직인다(심부 체온 리듬 정비)

수면 중에는 체온이 내려간다. 그리고 아침 기상 후에는 체온이 올라가기 시작해서 11시간이 지나면 체온이 가장 높아진다. 이 타이밍에 운동을 하면 체온이 더 올라가고 수면을 취할 때 더 잘 내려간다. 반대로 이 시간대에 자버리면 밤중에 체온이 잘 안 내려가 잠들기도 어려워진다.

아침 7시에 일어난 경우 11시간 후는 오후 6시다. 이처럼 숙면을 취하려면 운동은 저녁부터 밤사이에 하는 편이 낫다. 퇴근길에 한 정류장 전에 내려서 걷는 것도 좋은 방법이다. 특히 휴일 저녁때는 주의해야 한다. 집에서 빈둥거리기 쉬운 시간대이므로 산책이든 쇼

펑이든 의식적으로 몸을 움직이도록 하자.

이러한 '4-6-11법칙'을 완벽하게 실행하지 않아도 된다. "하나의 생체 리듬을 정비하면 자연스럽게 다른 리듬도 따라오게 됩니다. 실천하기 쉬운 것을 한 가지 골라 노력하는 것만으로도 효과를 볼 수 있지요."라고 스가와라 씨는 말한다. 수면을 개선하고 싶은 사람은 우선 한 가지라도 시도해 보자.

1분이라도
낮잠을 자자!

츠보타 사토루, 아마하라시클리닉

필요한 수면 시간은 사람마다 다르지만, 통계적으로는 '7시간이 베스트'로 인식되고 있다(38쪽 참조).

그러나 회사원이 '매일 7시간 잠자기'란 의외로 어려운 일이고, 이들의 일상적 수면 부족은 계산 능력과 판단력 저하를 유발해 업무 효율을 떨어뜨리고 있다.

이 시점에서 권장하고 싶은 것이 '낮잠' 자는 습관이다. 단시간이라도 수면을 취하면 뇌의 피로가 해소되어 업무 능률이 올라가게 된다. 단, 주의할 것은 낮잠 시간이다. 최적의 낮잠 시간을 알고 실천한다면 그 효과를 최대화할 수 있다.

아마하라시클리닉의 츠보타 사토시 씨에게 효과적인 낮잠법에 대해 물었다.

낮잠은 크게 네 종류로 나뉜다

츠보타 씨는 낮잠에는 크게 네 종류가 있다고 말한다. "마이크로 낮잠, 미니 낮잠, 파워 낮잠, 홀리데이 낮잠, 이렇게 네 가지입니다. 이 중 파워 낮잠을 기본으로, 상황에 따라 다른 낮잠을 맞춰 넣으면 되지요."

기본이 되는 파워 낮잠은 20분 정도의 잠을 말한다. 점심시간이 1시간이면 20분쯤 시간을 내는 것은 그리 어렵지 않다. 츠보타 씨 자신도 '매일 실천하고 있다'고 한다. 체내시계의 작용으로 점심 식사 직후는 제일 잠이 오는 시간대인데, 이 타이밍에 낮잠을 잘 활용하면 이후 업무가 순조로워진다.

실제로 20분간 낮잠을 재운 후 작업 효율을 조사한 실험이 있다. 젊은이 10명에게 컴퓨터 작업을 1시간 시키고 20분간 휴식을 취한 다음 다시 1시간 작업을 시켰다. 낮잠을 자지 않고 휴식을 취한 경우는 이후 작업에서 시간이 흐를수록 졸음과 피로도가 높아졌다. 이에 비해 휴식 시간에 낮잠을 잔 그룹은 작업 시간이 경과해도 졸음과 피로를 덜 느껴 작업 의욕이 떨어지지 않았다. NASA(미항공우주국)에서 우주비행사를 대상으로 한 실험에서도 평균 26분간의 낮잠으로 인지 능력이 34%, 주의력이 54% 향상되었다.

'자기'보다 '졸기'

낮잠 자는 방법에 대해 구체적으로 살펴보자. 장소는 자신의 책상, 비어 있는 회의실, 카페, 화장실, 자동차, 전철 등 소음이 적고 잠들 수 있는 곳이라면 어디든 상관없다. 넥타이나 벨트 등과 같이 몸을 조이는 것을 느슨하게 풀고 편안한 마음을 갖는다.

포인트는 자세와 시간이다. 누우면 잠이 깊어져 일어나기 어렵고 완전히 잠이 깰 때까지 시간이 걸리기도 한다. 그래서 의자나 소파에 앉은 자세를 기본으로 권장하는 것이다. 의자 등받이에 체중을 싣거나 책상에 엎드리는 자세를 취한다. 차 안에서 잘 때는 의자 각도를 120도까지만 젖힌다. 그 이상으로 너무 많이 젖히면 잠이 깊어지기 쉽다.

시간은 20분이 기준이다. 30분 이상 자면 아무래도 잠이 깊어질 가능성이 크다. '자기'보다는 '졸기'의 감각이다.

시간이 별로 없다면 10분도 괜찮다. 이것이 미니 낮잠이다. "히로시마대학에서 실시한 실험에서 9분 이상의 낮잠으로 작업 중 졸음과 피로가 줄고 작업 성과도 좋아진다는 사실이 확인되었습니다."

참고로 미국 대통령이었던 J. F. 케네디는 매일 여러 차례 미니 낮잠을 자는 습관이 있었다고 한다.

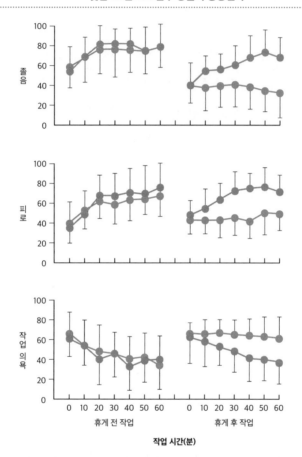

휴게 전 작업   휴게 후 작업

작업 시간(분)

여기서 실시한 작업은, 숫자 3개를 1초간 제시하고 0.5초가 지난 다음, 숫자 8개를 2.5초간 다시 제시할 때 거기에 처음 제시한 숫자가 모두 들어 있는지 판단하는 일을 반복하는 것. '졸음', '피로', '작업 의욕'을 주관적으로 판정해 100점 만점에 몇 점으로 느끼는지를 10분마다 표시하게 했다. 낮잠을 잔 후에는 작업 시간이 경과해도 피로도가 낮아 '피로 예방 효과'가 있음을 알 수 있다. (Ergonomics. 2004 Nov; 47(14):1549-60)

1분간의 낮잠도 효과가 있다

밤의 수면 시간이 짧아서 파워 낮잠이나 미니 낮잠만으로 보충할 수 없을 때는 마이크로 낮잠을 추가한다. 이것은 '1분간의 낮잠'이다. 낮잠 1분이라니, 의미가 있을까? 1분으로는 제대로 졸지도 못할 것 같다. 하지만 '1분간 눈을 감는 것만으로도 의미가 있다'고 한다.

"정보의 8할은 눈으로 들어오게 되지요. 1분간 눈을 감기만 해도 상상한 것 이상으로 뇌는 휴식을 취할 수 있습니다. 실제로 개운하다, 졸음이 사라졌다는 사람이 많았어요. 가능하면 졸리기 전, 회의나 발표처럼 중요한 업무 전에 실행하는 것이 좋습니다."

조용히 1분간 앉아 있을 수 있는 곳이라면 장소는 어디든 상관없다. 1분간 힘을 빼고 눈을 감고 있는 것만으로도 의미가 있다. 수면 부족 때문에 심신이 힘든 날은 파워 낮잠을 잔 후 마이크로 낮잠을 되풀이해 극복하자.

며칠간 수면 부족 상태가 이어졌을 때는 주말에 확실히 보충해 주는 것도 방법인데, 이것이 홀리데이 낮잠이다. "기상 시간을 너무 늦추면 체내시계가 망가져 버리니까 늦잠은 평소보다 2시간 추가하는 정도로 만족하는 게 좋아요. 그래도 졸릴 때는 낮잠을 주무세요. 휴일의 낮잠은 평소처럼 누운 자세로 1시간 반쯤 자도 괜찮습니다."

1시간 반쯤 자면 렘수면과 논렘수면*이 모두 포함되어 자연스럽게 눈이 떠진다. 단, 시간대는 12~15시가 좋다. 이보다 늦은 시간대에 자면 밤 수면에 악영향을 미치게 된다.

수면 부족은 생활습관병이나 우울증의 위험성을 높이고, 더 나아가 생명과도 직결된다. 물론 매일 수면 시간을 충분히 확보하는 것이 제일이지만, 좀처럼 그렇게 되지 않는 것이 엄연한 현실이므로 낮잠을 활용해 수면 부족을 현명하게 보완하자.

＊ **렘수면과 논렘수면** : 렘수면은 몸은 자고 있으나 뇌는 깨어 있는 상태로 급속안구운동(rapid eye movement)이 일어나기도 하며 대부분의 꿈이 렘수면 상태에서 이루어진다. 논렘수면과 대응하는데 이것은 뇌파가 서파를 나타내는 정상 수면을 말한다.

낮잠 전 커피로
효율을 높이자

하야시 미츠오, 히로시마대학 대학원 종합과학연구과

점심 식사 이후 급격히 졸음이 몰려와서 일에 집중하지 못한 경험을 한 사람이 많을 것이다. 이처럼 직장인을 괴롭히는 식곤증의 대책으로 효과적인 것이 '낮잠'이다. 히로시마대학 대학원 종합과학연구과 교수인 하야시 미츠오 씨는 다음과 같은 흥미로운 실험을 실시했다.

대학생 10명에게 '낮잠 안 잠', '낮잠만 잠', '낮잠+잠 깬 직후 세수', '낮잠+잠 깬 직후 밝은 빛 쬐기', '커피(카페인) 섭취+낮잠' 등의 5가지 조건을 체험하게 한 후 각 조건 밑에서 낮잠 이후 얼마나 졸렸는지를 스스로 평가하게 했다. 낮잠의 길이는 모두 15분이었다. 그 결과 대체적으로 잠에서 깬 이후 가장 덜 졸린 경우가 '커피 섭취+낮잠'의 조건임이 밝혀졌다.

"커피에 함유된 카페인은 15~30분간 그 대부분이 혈액 속에 흡수되므로 일어날 무렵 카페인이 작용해 개운하게 눈을 뜰 수 있습니

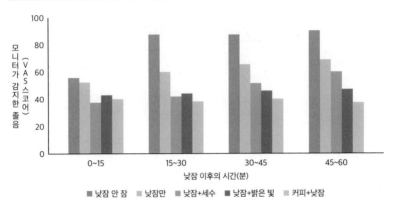

커피를 마시고 나서 낮잠을 잔 이후 가장 덜 졸리다

히로시마대학의 하야시 미츠오 교수가 대학생 10명을 대상으로 실시한 실험 결과. 사전에 커피를 마시고 나서 낮잠을 잔 경우가 일어난 후 가장 덜 졸렸다. (Clinical Neurophysiology 114. 2268-2278. 2003)

다. 주어진 과제를 해결하는 테스트에서도 커피를 마시고 나서 잠시 시간이 지난 후가 가장 성적이 좋았어요. 졸음 퇴치 효과도 있어 작업 효율도 향상되지요. 물론 카페인이 들어 있는 것이라면 커피뿐 아니라 홍차든 녹차든 다 좋습니다."

30분 이상의 낮잠은 오히려 효율을 떨어뜨린다

단, 주의를 기울여야 할 점은 낮잠을 너무 오래 자지 않아야 한다는 것이다. 30분 이상 낮잠을 자면 깊은 수면에 들어가 버리기 때문에 눈을 뜬 후에도 멍한 상태가 지속되어 오히려 업무 능률이 떨어진다. 또한 체내시계의 리듬이 흐트러져 밤에 잠들기 어려워지거나 잠이 얕아지는 등 악영향이 미치게 된다. 고령자의 경우는 30분까지도 괜찮다. 30분 이하의 낮잠 습관을 가진 고령자는 그렇지 않은 고령자에 비해 알츠하이머형 치매의 발병 위험성이 5분의 1로 줄어든다는 보고도 있다.

그럼 '짧은 낮잠'으로 잘 마무리하려면 어떻게 해야 할까? 하야시 씨는 누워서 자면 안 된다고 충고한다. "편히 누워서 자면 숙면을 취하게 되어 일어나기가 어려워집니다. 벽이나 등받이에 머리를 기대고 의자에 앉거나 책상에 엎드리는 등 깊이 잠들기 어려운 자세를 취하는 것이 노하우예요."

일어날 시간을 암시하고 잔다

낮잠을 자고 잘 일어날 수 있을지 자신이 없는 사람은 '자기각성법'을 시도해 보기 바란다. "방법은 아주 간단해요. 'O분 후에 일어나야지.' 하고 생각한 다음 자는 겁니다. 너무 굳게 다짐하면 스트레스로 작용해 오히려 잠이 오지 않으므로 가볍게 생각하는 정도로 충분해요. '한번 해보지 뭐.' 정도의 마음가짐으로 시작해 보세요."

자기각성법의 장점은 알람 등에 의해 강제로 일어나는 것과 달리

눈 뜰 때 기분이 좋고 기상 후 졸음이 빨리 해소된다는 것이다.

"구체적인 메커니즘은 잘 모르겠지만, 언제 일어나자고 생각해 두는 것만으로 기상하기 전부터 몸이 일어날 준비를 하는 것 같습니다. 낮잠의 경우 일어나려고 생각한 시간의 3분쯤 전부터 심박 수와 혈압이 서서히 올라간다는 사실이 연구 결과 확인되었어요. 눈을 떴을 때의 각성 수준이 높아서 머리도 상쾌하고 이후의 업무 능력도 향상됩니다."

처음에는 뜻대로 되지 않다가 몇 차례 시도해 보는 사이 자기각성법의 공식대로 실현되는 사람이 많다고 한다. 그래도 불안하면 휴대전화의 알람 기능을 보험 삼아 켜두면 된다. 일어나고 싶은 시간의 1분 후로 설정해 두고 알람이 울리기 전에 자연스럽게 눈을 뜰 수 있으면 성공한 것이다. 물론 아침 기상 시에도 활용할 수 있는 방법이므로 꼭 시도해 보기 바란다(127쪽에서 상세히 설명할 예정).

- 03 -

피로 누적으로 인한 건강의 적신호를 놓치지 말라

아침 식사를 거르면 몸이 시차병에 걸린다
주말 늦잠이 병의 원인이 될까?
변비와 설사는 '수면 혼란'의 시그널
수면 부족으로 축적되는 뇌내 물질이 기억력 감퇴를 부른다

아침 식사를 거르면
몸이 시차병에 걸린다

시바타 시게노부, 와세다대학 선진이공학부

아침에 일어나서 햇볕을 쬐면 어긋난 체내시계를 정비해 몸을 각성 모드로 전환할 수 있다. 이처럼 중요한 또 하나의 '아침 의식'은 아침 식사를 하는 일이다. 와세다대학 선진이공학부의 시바타 시게노부 씨는 이렇게 설명한다.

"1일은 24시간 주기지만, 우리 몸의 체내시계는 그보다 약간 긴 주기로 되어 있습니다. 이 차이를 그대로 두면 매일 약 0.5시간씩 어긋나게 되지만, 아침에 일어나서 햇볕을 쬐면 체내시계가 리셋되면서 차이가 수정되지요. 아침의 스위치가 켜지는 겁니다. 그리고 아침을 먹는 행위를 통해서도 동일한 리셋 효과를 얻을 수 있어요."

인체에는 약 37조 개의 세포가 있으며 각각의 세포마다 '시계 유전자'가 내장되어 있다. 이 시계 유전자로 이루어진 체내시계는 뇌에 있는 '주시계'와 장기에 있는 '말초시계'로 나뉜다.

"주시계는 시교차 상핵에 있으며 빛의 자극에 의해 리셋됩니다.

그리고 말초시계는 위, 식도, 간장 등 전신의 모든 장기에 존재하고 있는 로컬 시계와 같은 것이지요. 이 말초시계를 리셋시키는 것이 바로 아침 식사입니다."

식사를 하면 여러 장기에 있는 말초시계가 부지런히 움직여 체내시계의 리듬을 만든다. 시바타 씨는 쥐를 이용한 실험에서 간장의 시계 유전자가 식사를 한 이후 어떻게 작용하는지 조사했다. 그 결과 체내시계를 리셋하는 효과는 아침 식사가 가장 탁월했는데, 그 이유는 놀랍게도 '단식한 시간'과 관련이 있다고 한다.

아침 식사를 거르면 시차병에 걸린다

"저녁 식사를 하고 나서 아침 식사까지는 기본적으로 음식을 먹지 않으니까 아침 식사는 하루 중 가장 길게 단식한 뒤 섭취하는 음식물인 셈이지요. 영어로 아침 식사를 나타내는 breakfast는 단식^{fast}을 부순다^{break}는 의미입니다. 그야말로 단식 후 첫 식사인 것이죠.

여기서 열쇠를 쥐고 있는 것이 세포에서 당을 거둬들이는 인슐린이라는 호르몬입니다. 식사를 하면 인슐린의 분비량이 증가하는데, 특히 단식을 깨는 첫 식사 후에는 그 양이 더 많아지지요. 이 인슐린이 각 장기에 작용해 시계 유전자의 시동을 거는 겁니다."

아침 식사에 의해 인슐린이 증가하고 그에 따라 아침의 스위치가 켜져 체내시계가 새로운 하루를 기록하기 시작하는 것이다. 그런데 아침 기상 시 이불과 씨름하다가 아침 식사를 변변히 챙겨 먹지도 못하고 부랴부랴 출근하는 사람도 많다. 이렇게 되면 장기를 깨우는 아침 스위치가 켜지지 않아, 오전 중엔 머리가 멍하고 체온이 충분히 올라가지 않고 계속 졸음이 온다.

"이런 상태는 어긋난 체내시계가 수정되지 않아 생기는 시차병과 같은 겁니다. 각 장기를 오케스트라에 비유하면 각각의 악기가 제 멋대로 곡을 연주하는 상태인 것이지요."

아침 식사를 거르는 라이프 사이클에는 늦잠 외에도 전날 밤의 저녁 식사도 크게 관여하고 있다. 직장에서 돌아오는 시간이 늦으면 저녁 식사도 늦어진다. 게다가 오래 공복을 참고 있었기 때문에 빨리 많이 먹게 된다. 다음날 일찍 일어나야 하니, 부른 배를 안고 그대로 취침……. 이래서는 아침에 일어나도 속이 더부룩해서 식욕이 생기지 않는 것이 당연하다. 또한 늦은 저녁 식사는 체내시계를 저녁형으로 바꿔 버린다. 시바타 씨는 다음과 같이 설명한다.

"이를테면 아침 7시에 식사를 하고 점심 식사가 정오, 저녁 식사가 밤 10시, 그리고 자정에 자고 다음날 7시에 일어난다고 가정해 보죠. 그러면 점심 식사와 저녁 식사 사이의 단식 시간이 가장 길어져 저녁 식사가 아침 식사와 같은 역할을 하게 되고, 아침의 스위치를 눌러 체내시계가 리셋되어 버립니다. 결과적으로 체내시계가 저

저녁 식사를 늦게 하면 체내시계가 저녁형으로 바뀐다

NG 늦은 저녁 식사형의 라이프 스타일

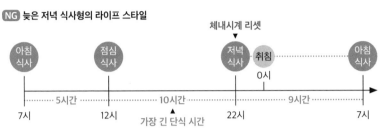

Good 적절한 저녁 식사형의 라이프 스타일

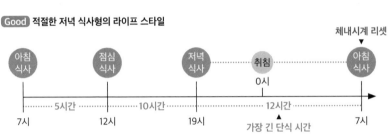

정오의 점심 식사 후 밤 10시에 식사를 하면 그것이 하루 중 가장 긴 단식 후 첫 식사
가 된다. 그래서 밤인데도 아침의 스위치가 켜져 체내시계가 리셋된다.

녁형으로 변해 버리는 것이죠."

저녁형 생활 습관은 비만으로 연결된다

아침부터 일하는 것이 일반적인 현대 사회에서 저녁형 생활 습관은
마이너스가 되기 쉽다. 밤늦도록 자지 않아도 아침엔 일찍 일어나
야 하므로 아무래도 수면 시간이 짧아질 수밖에 없다. 아침에는 무

리해서 억지로 일어나기 때문에 얼마간은 시차병과 같은 몸 상태가 이어진다. 게다가 밤늦은 시간에 음식을 먹는 습관이 있으면 비만이 되기 쉽다.

저녁형 인간은 평소의 수면 부족을 보충하려고 주말에 몰아서 잠을 자는 경우가 많다. 독일의 한 연구에 의하면 평일과 주말의 수면 시간의 차이가 클수록 살이 찌기 쉽고 시험 점수도 나쁘게 나온다고 한다.

"저녁형 인간은 뚱뚱해지기 쉽고, 업무 능력에도 악영향을 미칠 수 있습니다."

하지만 직장 생활을 하다 보면 야근도 있게 마련이라 매일 칼퇴근해서 저녁 식사를 챙기기는 어렵다. 그런 사람에게 시바타 씨가 추천하는 것이 '나눠 먹기'다.

"밤 12시에 자는 사람이라면 6시나 7시쯤 가볍게 간식이라도 먹어 두고, 귀가 후 저녁 식사의 양을 줄이면 됩니다. 이렇게 하면 저녁형이 되는 것을 막을 수 있어요. 애당초 저녁 식사 후엔 자는 일뿐이니 많이 먹을 필요가 없지요."

결국 기본은 세 가지다. 저녁 식사는 좀 서두를 것(어려운 경우는 '나눠 먹기'). 밤의 단식 시간을 꼭 확보할 것. 그리고 아침에는 햇빛을 받으면서 아침 식사를 할 것. 이것으로 시차병과 비만을 예방할 수 있으니 반드시 실천하기 바란다.

주말 늦잠이
병의 원인이 될까?

후쿠다 가즈히코, 에도가와대학 사회학부

'평일에는 일찍 일어나야 해서 잠이 만성적으로 부족하니까, 주말만이라도 실컷 자고 싶다.'

현대를 살아가는 회사원의 평범한 희망 사항이다. 그런데 이상하게도 주말에 실컷 잤는데 몸이 찌뿌드드하고 월요일을 견뎌내기 힘들 때가 있다. 앞에서 이미 설명했듯이 '주말 늦잠'에는 함정이 있다. 바로 '시차병'이다. 에도가와대학 사회학부 교수인 후쿠다 가즈히코 씨가 설명한다.

"평일에 일찍 자고 일찍 일어나는 규칙적인 생활을 하다가 주말에는 밤늦게까지 자지 않고 아침엔 늦잠을 자는 등 취침과 기상 시간이 달라지면 체내시계가 혼란을 일으켜 시차병과 같은 증상이 나타납니다. 이런 상태는 '사회적 시차병Social Jetlag'이라 불리며 근년에 수면 연구자들 사이에서 주목받고 있지요. 주말만의 혼란으로 가볍게 치부하기 쉽지만, 몸에 미치는 악영향은 결코 무시할 수 없습니다."

체내시계가 어긋나면 건강을 해친다

원래 시차병이란 체내시계와 생활시간이 어긋나서 졸음, 식욕부진, 집중력 저하 등의 컨디션 난조를 초래하는 것을 말한다. 시차가 크게 차이나는 나라로 여행이나 출장을 가는 경우에 흔히 발생하지만, 일상생활에서도 들쭉날쭉한 수면 시간이 원인이 되어 충분히 일어날 수 있다.

전형적인 것이 교대 근무다. 지금까지의 연구에서 교대 근무를 하는 사람들은 수면장애뿐 아니라 암, 비만, 고혈압이나 당뇨병 등의 생활습관병, 협심증과 같은 허혈성 심장 질환, 우울증 등에 걸릴 위험성이 높다는 사실이 밝혀졌다. 이것도 체내시계의 혼란이 큰 원인으로 지목되고 있다.

"암의 경우는 교대 근무 자체에 발암 가능성이 있다고 간주되고 있습니다. WHO(세계보건기구)의 하부 조직인 국제암연구기관(IARC)이 발암 위험성 순위를 매겼는데, 교대 근무는 위에서 두 번째 그룹인 2A에 위치하고 있어요. 이것은 '발암 가능성이 있음' 단계지요." 또한 사회적 시차병이 진행될수록 비만의 지표가 되는 BMI가 높아지고, 이 경향은 특히 뚱뚱한 사람일수록 현저하다는 보고도 있다.[5]

사회적 시차병에 의해 두뇌 회전이 둔해진다

교대 근무만큼 심각하진 않지만 저녁형 생활이나 주말 늦잠 등의 경우도 사회적 시차병에 의한 심신의 이상 증상이 나타나기 쉽다.

"사회적 시차병에 걸리면 두뇌 회전이 둔해지고 낮에 졸음이 많아지고 우울증 경향을 보인다는 보고가 있습니다. 당연히 업무 능력도 떨어지게 되지요."

실제로 사회적 시차병이 대학생의 학업 성적에 영향을 미친다는 보고도 있다.[6] 이러한 문제는 성인에게만 국한된 것은 아니다. 후쿠다 씨는 1~5세의 아이가 있는 전국 1,000세대를 대상으로 아이의 수면과 식사 등의 생활습관, 심신의 증상 등에 관해 설문조사를 실시해 생활 패턴과의 상관관계를 조사했다. 그 결과 주말 늦잠의 악영향이 예상보다 심각하다는 사실을 알아냈다.

이 조사에서 생활 패턴은 '매우 저녁형', '저녁형', '약간 저녁형', '일찍 자고 일찍 일어나는 형', '주말 늦잠형'의 다섯 그룹으로 분류되었다. 이 중 아침의 불쾌감, 컨디션 불량, 감기 발병 빈도 등에서 점수가 가장 높았던 것이 '매우 저녁형' 그룹이었다. 반대로 증상이 가장 적은 건강한 그룹은 '일찍 자고 일찍 일어나는 형'이었다.

여기까지는 예상대로의 결과지만, 의외였던 것이 '주말 늦잠형' 그룹이었다. 이 그룹은 평일에는 일찍 자고 일찍 일어나는 그룹과 마찬가지로 이상적 생활을 하고 있었음에도 불구하고 아침의 불쾌감이나 감기 발병 빈도가 '약간 저녁형' 그룹보다 높았다.

"모든 그룹이 주말은 평일에 비해 기상 시간과 아침 식사 시간이 늦어지는 경향이 있지만, 주말 늦잠형 그룹은 특히 그 차이가 컸습니다. 특히 아침 식사 시간의 차이가 두드러져서 11시경에 아침 겸 점심을 먹는 가정도 있었어요. 아침 식사는 아침 햇볕을 쬐는 것과 함께 체내시계를 리셋하는 중요한 역할을 담당하고 있습니다. 주말 늦잠형 그룹은 늦잠에 브런치까지 더해짐으로써 체내시계의 혼란이 한층 더 커졌다고 볼 수 있지요."

주말과 평일의 기상 시간 차이를 최대한 줄인다

그러면 주말은 어떻게 지내는 것이 정답일까?

"평소와 같은 시간에 자고 같은 시간에 일어나는 게 최상입니다. 하지만 휴일만큼은 실컷 자고 싶은 기분도 모르는 바가 아닙니다. 그렇다면 최대한 차이가 1시간을 넘지 않도록 노력해 보는 게 어떨까요?* 그 정도로는 사회적 시차병이 심해지지 않습니다. 가능하면 밤늦게 자지 말고 일찍 잠자리에 들어 수면 시간을 길게 확보하세요."라고 후쿠다 씨는 조언해 주었다.

---

* 평일과 주말의 기상 시간이 2시간 이상 차이 나면 좋지 않다고 한다. 단, 2시간 미만이라고 해서 합격은 아니다. 가능하면 1시간 이내로 줄이도록 하자.

앞서 이야기한 수면 시간대와 건강 상태에 관한 조사에서는 아이뿐 아니라 엄마도 그 대상으로 삼았다. 그 결과 생활이 규칙적인 일찍 자고 일찍 일어나는 그룹의 엄마가 편식, 비만, 스트레스 등이 가장 적고 세대 수입도 가장 높았다. 그리고 이와 정반대였던 것이 매우 저녁형 그룹의 엄마였다. 주말 늦잠형 그룹의 엄마는 매우 저녁형 다음으로 비만률이 높다는 결과가 나왔다.

"이번 조사의 결과는 아이의 생활 패턴뿐 아니라 가정의 생활습관에 따라 도출된 것이라 해도 무방합니다. 아이뿐 아니라 엄마 쪽에도 사회적 시차병의 영향이 미치고 있다고 볼 수 있어요. 저녁형의 경우는 사회적 시차병이 나타날 거라고 예측했지만, 솔직히 단이틀간의 주말 늦잠이 이 정도로 체내시계를 망가뜨릴 거라고는 상상하지 못했습니다. 데이터를 보고 깜짝 놀랐어요."라고 후쿠다 씨는 말한다.

주말 늦잠이 습관화되어 있는 사람은 이번 주말부터라도 휴일의 수면 습관을 고쳐보는 것이 어떨까?

변비와 설사는
'수면 혼란'의 시그널

💬 시라카와 슈이치로, 수면평가연구기구

볼일을 잘 보지 못하는 사람은 양질의 수면을 취하고 있지 못한 것일까?

용변과 수면은 일견 아무런 연결점도 없는 것 같지만, 양자는 서로 깊은 관련이 있다고 한다. 변비나 설사 등의 문제가 있는 사람은 그렇지 않은 사람에 비해 수면의 질과 양이 저하되어 있는 상태라는 조사 결과가 있다.

도쿄에 거주하는 20~45세의 여성 444명을 대상으로 용변과 수면의 상태에 대해 질문한 조사의 결과, 변비에 걸린 사람, 설사와 복통이 되풀이되는 '과민성대장증후군'인 사람은 용변에 문제가 없는 사람에 비해 수면의 질이 별로 좋지 못했다. 구체적으로는 평일의 수면 시간이 짧고, 오전엔 머리가 흐리멍덩하고 오후엔 많이 졸리고, 잠자리에 드는 시간이 불규칙하고, 악몽을 꾸면서 몸이 쇠사슬로 묶인 것처럼 꼼짝 못하는 증상(수면 수반증이라고 함)이 자주 나타나는

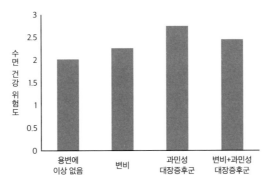

용변에 문제가 있는 사람은 수면 건강 위험도가 높다

도쿄에 거주하는 여성 444명(20~45세)에게 조사 용지를 나눠주고 용변과 수면의
관계를 조사했다. 변비나 과민성대장증후군이 있는 사람은 그렇지 않은 사람에 비해
수면 전체의 장애 정도를 나타내는 '수면 건강 위험도'의 총득점이 높았다. (일본여성
심신의학회 잡지 Vol.10, No.2, pp.67-75, 2005)

경향이 있음이 밝혀졌다.

　이 조사를 실시한 수면평가연구기구의 시라카와 슈이치로 씨는
'남성도 마찬가지일 것으로 보인다'고 지적한다. 혹시 당신이 변비
나 설사로 힘들어하고 있다면 마음에 짚이는 데가 있을 것이다.

잠이 부족하면 장의 연동운동이 저하되기 쉽다

어째서 용변과 수면의 관계는 이처럼 밀접한 것일까? 용변에 문제
가 있어 수면의 질이 나빠지는 것일까? 아니면 수면의 질이 좋지 않

아 용변에 문제가 생기는 것일까?

시라카와 씨는 말한다. "역시 수면 문제가 먼저일 겁니다. 수면 부족과 불규칙한 수면 습관이 지속됨으로써 용변에 문제가 생긴다고 보는 게 자연스럽지요. 실제로 수면 시간이 '5시간 이하인 사람'은 '7~8시간인 사람'에 비해 용변에 문제가 있는 경우가 압도적으로 많다는 연구 결과도 나와 있습니다."

수면 부족으로 용변에 문제가 생기는 데는 주로 세 가지 이유를 댈 수 있다. 그것은 '자율신경 문제', '취침 전 폭식', '생체 리듬의 혼란'이다.

먼저 '자율신경 문제'를 보자. 잠이 부족하면 교감신경과 부교감신경으로 이루어진 자율신경도 충분히 쉴 수 없어 자율신경 실조 상태가 일어나게 된다. 소화기관의 운동은 부교감신경에 지배되기 때문에 이 작용이 둔해지면 장의 연동운동 기능을 떨어뜨려 변비가 될 가능성이 높다. 반대로 부교감신경이 과잉 작용하면 장이 지나치게 빠르고 격하게 운동해서 과민성대장증후군을 초래할 수 있다.

수면 부족이 취침 전 폭식을 부른다

다음은 '취침 전 폭식'으로, 아마도 경험해 본 사람이 많을 것이다.

"사실 하루 중 식욕이 가장 왕성해지는 때는 취침 전입니다. 자는 동안 에너지를 축적하려는 생물로서의 본능 때문이지요. 그런데 수면이 부족하면 이 욕구가 더 강해진다고 합니다. 회사원의 경우 수면 부족에 귀가도 늦기 때문에 자기 전에 폭식을 하게 되는 경우가 많아요. 이렇게 되면 수면의 질이 점점 떨어지고 몸도 몰라보게 뚱뚱해집니다. 또한 다음날 아침에까지 악영향을 미쳐 변비를 유발하게 되지요."

밤늦게 식사를 하면 위 속에 소화되지 않은 음식물이 남은 채로 잠들게 되어 몸이 충분히 휴식을 취하지 못하고 수면의 질도 떨어지게 된다. 또 다음 날 아침에 일어나서도 속이 거북하고 식욕이 일지 않는다. 그 결과 아침 식사를 제대로 섭취하지 않아 변비가 일어난다. 그야말로 악순환의 연속이다.

원래 배변 활동은 아침에 텅 빈 위 속에 음식물이 들어감으로써 장이 크게 움직이는 '위·결장반사'가 방아쇠 역할을 해 일어나는 것이다. 장 속 대변이 항문 부근의 직장까지 밀려 내려와 변의를 느끼게 된다. 아침밥을 먹고 나서 화장실에 가고 싶어지는 것은 이 때문이다. 그런데 위 속에 소화되지 않은 음식물이 남아 있으면 식욕이 잘 생기지 않을 뿐 아니라 설령 식사를 한다 해도 위·결장 반사가 약해지기 때문에 대변이 배출되기 어려워진다.

마지막은 '생체 리듬의 혼란'이다. 소화관의 작용은 낮 동안 깨어 있을 때 활발해지고 밤에 잘 때는 저하된다. 수면·각성 리듬과 보조를 맞추고 있는 것이다. 이처럼 원래 밤에 수면을 취할 때는 소화·흡수 작용도 '휴식 모드'가 되어야 한다. 그런데 수면 시간과 기상 시간이 불규칙해지면 소화관과 용변의 리듬도 엉망이 되고 만다.

30분 일찍 자면 용변도 개선된다

이처럼 수면과 용변은 생각한 것 이상으로 깊은 관계가 있다. 시라카와 씨는 문제를 개선하기 위해서는 '그 근저에 있는 수면 부족을 해결하는 일이 중요하다'고 말한다.

"우선 평소보다 30분 일찍 잠자리에 드는 일부터 시작해 보세요. 물론 취침 직전에 폭식은 금물입니다. 저녁 식사는 자기 3시간 전까지는 마치는 게 원칙이지만, 배가 고파서 참을 수 없을 때는 칼로리가 적고 위에서 빨리 배출되는 것, 예를 들어 곤약젤리 등과 같은 먹거리로 허기를 채우세요."

야근으로 어쩔 수 없이 귀가가 늦어질 때는 회사에서 삼각김밥을, 귀가 후 가볍게 부식을 섭취하는 '나눠 먹기' 방법도 있다(64쪽 참조). 이렇게 해서 아침에 위 속이 비어 있으면 식사를 맛있게 할 수 있다. 그런데 위·결장 반사를 위해서는 아침 식사로 어느 정도 충분한 양을 섭취할 필요가 있다.

"죽이나 수프 같은 유동식이 아닌 충분한 양의 고형물을 꼭꼭 씹어 먹는 게 중요합니다."

위가 비어 있는 상태에서 30분 일찍 자고 아침엔 평상시처럼 일어나서 아침 식사를 한다. 그러면 아침 식사 후 변의를 느끼게 되어 변통이 개선되고, 수면 시간이 늘어나기 때문에 오후의 졸음이 해결되고 업무 능률도 향상된다. 또 하루 활동량이 늘어 밤에도 푹 잠들 수 있게 된다. 이렇게 고구마 덩굴처럼 여러 가지 일이 좋은 방향으로 돌아가기 시작하는 것이다.

"물론 수면이나 용변 문제는 오랜 생활습관을 바탕으로 나타나는 것이기 때문에 하루아침에 개선될 수는 없습니다. 우선 잠자리에 드는 시간을 30분만 앞당겨 보세요. 우리 몸은 1~2주 만에 그 사이클에 익숙해지고, 그로 인한 몸의 변화를 함께 느낄 수 있을 겁니다."

용변에 문제가 있는 사람은 서둘러 실천해 봐야 할 것 같다.

수면 부족으로 축적되는
뇌내 물질이 기억력 감퇴를 부른다

시라하마 류타로, RESM신요코하마 수면·호흡메디컬케어클리닉

철야를 하면 머리가 멍해져서 두뇌 회전이 잘 되지 않는 것 같은데, 그것은 결코 기분 탓이 아니다. 시라하마 류타로 씨는 '수면이 부족한 날이 며칠간 이어지면 기억력과 인지 능력이 저하된다는 사실이 밝혀졌다'고 말한다.

푹 자는 사람은 기억력이 좋다

특히 기억력을 유지하는 데 있어 수면은 중요한 요소이다. 밤을 새워 시험공부를 하는 경우에도 완전히 철야를 해서는 안 된다는 말을 자주 듣는다.

"공부한 내용을 암기한 후 일단 잠을 자면 기억이 정착됩니다. 따라서 계속 눈을 뜨고 있는 것보다 중간중간 수면을 취하는 편이 기억하는 데 더 도움이 되지요."라고 시라하마 씨는 말한다. 잠을 아

껴가며 영어 단어를 외워도 시험 전에 잊어버리면 아무 의미가 없다. 그러니 시험 전날에는 조금이라도 잠을 자는 편이 낫다.

"기억을 관장하는 것은 뇌의 해마라는 부분인데, 수면 시간이 부족한 아이들은 이 해마의 부피가 작아져 있습니다. 성인을 대상으로 한 연구에서도 충분한 수면 시간을 확보하고 있는 그룹이 기억력이 더 좋다는 데이터가 나와 있어요."

미국에서 120명의 고교생을 대상으로 '수면 시간과 성적의 관계'를 조사한 연구도 있다. 그에 따르면 수면 시간이 7시간 반 정도로 길고 10시 30분경에 일찍 취침하는 학생일수록 성적이 좋았다. 유능한 학생은 일찌감치 잠자리에 들고 푹 자고 있었다. 수면 시간을 줄여 가며 공부하기란 힘든 일일뿐 아니라 효율에도 보탬이 되지 않는다. 이것은 젊은이에 국한된 이야기가 아니다. 기억력과 판단력을 강화해 업무 효율을 높이기 위해서는 충분한 수면을 취하는 일이 무엇보다 중요하다.

알츠하이머병의 발병 위험성도 커진다

수면 부족은 기억력이 떨어지는 것뿐이 아니다. 놀랍게도 '만성적 수면 부족은 미래의 치매로 이어지게 될 수 있다'고 시라하마 씨는 경고한다.

일본 후생노동성의 추계에 의하면 2012년 시점에 치매 환자는 약 462만 명으로, 65세 이상 고령자의 15%를 차지한다. 2025년에는 그 수가 700만 명에 달할 것으로 예상되고 있다.

　치매에는 '뇌혈관성 치매', '레비소체형 치매' 등도 있지만, 압도적으로 많은 것이 '알츠하이머병'이다. 이것은 '아밀로이드β'라는 단백질이 뇌에 축적되어 신경세포를 파괴함으로써 나타난다. 지금으로서는 왜 아밀로이드β가 축적되는지에 대해 알려진 바가 없다. 따라서 알츠하이머병의 확실한 치료법도 없다. 그러나 예방 방법이 전혀 없는 것은 아니다.

　"축적된 아밀로이드β는 수면 중에 처리됩니다. 그런데 나이가 들면 멜라토닌이라는 호르몬의 분비가 줄어들어 잠이 얕아지기 때문에 아밀로이드β가 쌓이기 쉽지요. 낮 동안에 증가한 아밀로이드β를 제거하려면 6시간 30분 이상의 수면이 필요합니다."

　잠이 부족한 날이 이어지면 축적된 아밀로이드β를 완전히 처리할 수 없게 된다. 갚을 수 없는 빚처럼 아밀로이드β가 점점 증가해 알츠하이머병이 발병할 위험성이 높아지는 것이다. 실제로 수면 시간이 짧은 사람은 알츠하이머병의 발병률이 높다는 사실이 밝혀졌다. 2015년에는 뇌 속에 아밀로이드β가 증가하면 수면의 질이 나빠지고 아밀로이드β가 더 잘 축적되는 악순환을 일으킨다는 연구 결과도 발표되었다.[7]

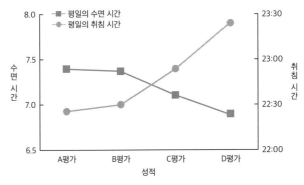

수면 시간이 길고 취침 시간이 이른 학생일수록 성적이 좋다

미국에서 고교생 120명을 대상으로 '수면 시간과 성적의 관계'를 조사한 연구 결과. 수면 시간이 7시간 반 정도로 길고 10시 30분경에 일찍 취침하는 학생일수록 성적이 좋았다. (Child Dev. 1998 Aug;69(4):875-87)

30분 정도의 낮잠으로 위험성이 5분의 1로 감소된다

격무에 시달리는 회사원이 '6시간 30분간의 수면'을 지속적으로 유지하는 일은 매우 어려울 것이다. 그렇다면 자투리 시간을 찾아내서 '낮잠'으로 보충하는 것은 어떨까? 10분 또는 20분간의 낮잠은 뇌의 피로를 상상 이상으로 풀어 준다(50쪽 참조).

낮잠에는 알츠하이머병의 예방 효과가 있다는 사실이 확인되었다. 일본 국립정신·신경의료연구센터의 조사에 따르면 '30분 정도의 정기적 낮잠' 습관은 알츠하이머병의 위험성을 무려 20%로 줄여 준다고 한다. 그러나 1시간 이상의 긴 낮잠은 역효과를 초래한다.

"알츠하이머병 환자는 3시간 정도 낮잠을 자는 경우가 많아요. 오래 자면 그만큼 아밀로이드β가 감소할 것 같지만, 장시간의 낮잠은 필연적으로 밤의 본 수면에 악영향을 끼치게 됩니다."라고 시라하마 씨는 설명한다.

기본은 매일 6시간 30분 이상 수면을 취하는 것. 수면 부족 상태일 때는 짧은 낮잠으로 보충한다. 직장에서 능력을 발휘하고 미래의 알츠하이머병을 예방하기 위해서는 충분한 수면을 취해야 한다는 것을 명심하자.

단 5분이면 가능한
'쾌면 기술'

취침 전 5분이면 충분한 쾌면 스트레칭
불안감이 사라져 숙면을 취하게 되는 근이완법
베개와 요를 잘 고르면 한여름에도 쾌면이 가능하다!
추운 겨울에는 취침 1시간 전까지 목욕을 한다

취침 전 5분이면
충분한 쾌면 스트레칭

나카노 다카아키, 자세치료사·나카노정체(整體)도쿄아오야마

필자는 마사지를 받다가 꾸벅꾸벅 존 경험이 있다. 근육의 긴장이 풀리고 마음이 편안해지면서 평화로운 잠 속으로 빠져든 것이다. 그런데 고민거리를 안고 경직된 몸으로 잠자리에 들면 좀처럼 잠이 오지 않는다. 취침 전 마사지나 스트레칭은 쾌면을 위한 효과적 기술이다.

골격과 근육의 치료를 통해 수면의 질 향상을 위해 노력해 온 자세치료사 나카노 다카아키 씨로부터 취침 전 스트레칭을 다섯 가지 배워 보았다. 전부 다 하는 데 4~5분밖에 걸리지 않으므로 바쁜 직장인들에게 안성맞춤일 것이다.

등, 팔, 발목 스트레칭

① 몸 펴기

나카노 씨가 제일 먼저 시도해 보기를 권장하는 것이 '몸 펴기'다. 똑바로 누운 상태에서 30초 정도 팔다리를 천천히 쭉 편다. 이 동작만으로도 효과가 크다고 한다. 몸의 긴장을 풀고 자세를 바로잡아 깊은 호흡이 가능해짐으로써 숙면을 취할 수 있게 된다는 것이다.

"팔다리를 손가락 끝과 발가락 끝까지 쭉 편다고 의식하는 것이 중요합니다."

전신을 쭉 늘이면 스트레칭 효과가 훨씬 커진다.

② 폴 스트레칭

다음은 취침 자세로 실시하는 '폴 스트레칭'. 이것은 '몸 펴기'보다 긴장을 풀어 주는 효과가 더 크다. 먼저 수건을 세 번 접고 원통 모양이 되도록 둘둘 만다. 될수록 단단하게 감는 것이 좋다. 척추 밑에 세로로 수건을 놓고 그 위에 똑바로 눕는다. 이때 수건 끝이 목덜미에 닿도록 놓는다. 양팔은 자연스럽게 뻗는다. 천천히 숨을 쉬면서 팔꿈치를 편 채 양팔을 공중으로 올리고 반원을 그리면서 만세 부르듯이 머리 위에 놓는다. 팔, 어깨, 등의 근육이 펴지는 것을 의식한다.

손바닥이 천장을 향한 채 천천히 호흡하며 손가락 끝까지 멀리

늘인다고 의식하면서 양팔을 바닥에서 미끄러지듯 크게 원을 그리며 처음 위치로 되돌아온다. 항상 팔꿈치를 쭉 펴고 이 동작을 2~3회 반복한다.

취침 전 몸을 이완시키는 '폴 스트레칭'

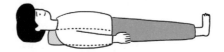

❶ 수건을 세 번 접고 원통 모양이 되도록 둘둘 만다. 척추 밑에 세로로 수건을 놓고 그 위에 똑바로 눕는다. 양팔은 자연스럽게 뻗는다.

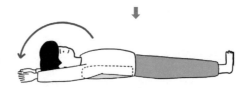

❷ 천천히 숨을 쉬면서 팔꿈치를 편 채 양팔을 공중으로 올리고 반원을 그리면서 만세 부르듯이 머리 위에 놓는다. 손바닥은 천장을 향한다.

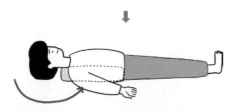

❸ 천천히 호흡하면서 바닥에서 미끄러지듯 양팔로 큰 원을 그리면서 처음 위치로 돌아온다. 이것을 2~3회 반복한다.

③ 발목 돌리기

이 동작은 잠이 잘 오게 하고 발가락 힘이 약해지는 것을 예방해 준다. 발가락과 손가락을 깍지 끼고 발목을 돌리는 방식이다. 발가락과 발목을 자극해 혈행을 원활하게 함으로써 다리가 따뜻해진다.

"발가락 힘이 약해지면 보행 능력에 바로 악영향을 미치게 됩니다. 다리에 힘이 없어 걸을 수 없게 되면 일찌감치 누워 지내는 생활을 하게 될지도 모르지요."라고 나카노 씨는 경고한다.

다리의 혈행을 원활하게 해 편안한 잠으로 이끄는 '발목 돌리기'

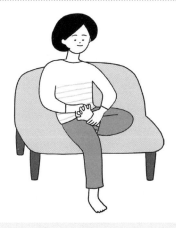

❶ 의자에 앉아 왼발을 오른쪽 허벅지 위에 놓고 오른손 손가락과 왼발 발가락을 깍지 낀다.
❷ 왼손으로 발목을 잡아 고정한 후 오른손을 천천히 돌린다.
❸ 발가락을 하나씩 쥐고 늘이거나 돌리는 등 상하좌우로 움직인다.
❹ 손과 발을 바꿔 오른발 발가락과 왼손 손가락을 깍지 끼고 동일한 동작을 반복한다.

신발을 신고 생활하는 시간이 긴 현대인은 좀처럼 발가락을 의식하지 않는데, 그대로 방치하면 발가락은 점점 움직이는 일이 적어진다.

"이미 발가락이 약해져 있어 통증 때문에 손가락으로 깍지를 끼지 못하는 사람도 드물지 않을 겁니다."

처음에는 아파서 손가락을 끼우지 못해도 매일 같은 동작을 반복하면 조금씩 개선될 수 있다. 발가락의 움직임이 부드러워지면 '발톱 모양이 변형되는 질환을 예방해 주는 효과도 있다'고 한다.

가슴, 고관절 스트레칭

지금까지 소개한 세 가지 스트레칭을 먼저 시도해 보고, 그래도 잠드는 데 어려움을 느낀다면 두 가지 스트레칭을 더 추가하자. 모두 자세를 바로잡고, 긴장을 풀고, 호흡을 고르는 데 효과적이다.

④ 풍선 스트레칭

이것은 가슴 스트레칭이다. "특히 책상에 앉아 앞으로 몸을 구부린 자세로 있는 시간이 긴 사람, 어깨 결림으로 고생하는 사람에게 추천합니다."라고 나카노 씨는 말한다.

의자에 앉아 등을 곧게 편 다음 동작을 따라해 보자. 횟수는 1회도 괜찮고 3회 정도 반복해도 좋다.

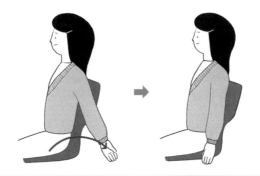

❶ 의자에 깊숙이 앉은 다음 궁둥뼈*를 수직으로 세우고 등을 곧게 편다.
❷ 손바닥을 앞쪽으로 향하고 깊이 숨을 마시면서 양팔을 천천히 벌린다. 이때 의식적으로 어깨뼈를 모은다.
❸ 양팔을 활짝 벌린 채 그대로 숨을 멈추고 3초간 자세를 유지한다.
❹ 숨을 내쉬면서 천천히 양팔을 제자리에 놓는다

⑤ 책상다리 스트레칭

이것은 고관절 스트레칭이다.

"현대인은 고관절을 쓸 기회가 드물기 때문에 아무래도 굳어지기 쉽지요."

책상다리를 한 상태에서 좌우 발바닥을 딱 맞대고 숨을 내쉬면서 상반신을 천천히 앞으로 숙인다. 포인트는 등과 허리를 구부리지 않는 것. 이 동작은 고관절을 부드럽게 풀어 준다. 횟수는 1회도 괜

＊ 양쪽 골반의 엉덩이 아랫부분에 위치하며 앉을 때 바닥에 닿는 뼈이다.

찮고 3회 정도 반복해도 좋다.

어떤가? 어려운 동작도 아니고 전부 5분 정도면 끝나기 때문에 가벼운 마음으로 지속할 수 있을 것이다. 양치질이나 샤워처럼 '취침 전 의식'으로 습관화하자.

고관절을 풀어주는 '책상다리 스트레칭'

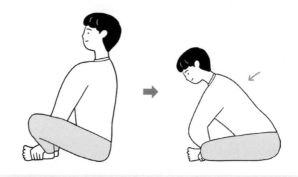

❶ 책상다리를 하고 좌우 발바닥을 맞댄다. 턱을 당기고 가슴을 내밀고 등을 곧게 편다.

❷ 숨을 내쉬면서 상반신을 천천히 앞으로 숙인다. 등을 곧게 편 채 배, 가슴, 얼굴의 순서로 바닥에 가까이 가도록 의식하며 숙인다.

❸ 최대한 숙였으면 그 자세를 30초 정도 유지한다. 이 때 허벅지 안쪽 근육이 쭉 늘어나 있음을 의식한다. 천천히 원래 자세로 돌아온다.

불안감이 사라져
숙면을 취하게 되는 근이완법

오카지마 이사, 와세다대학 인간과학학술원

중요한 발표를 앞두고 긴장감 때문에 전날 밤 좀처럼 잠들지 못한 경험은 누구나 갖고 있을 것이다. 체조를 통해 긴장을 누그러뜨려 숙면을 취하도록 하는 '근이완법'이라는 요법이 있다. 불면증 개선 효과가 높은 것으로 알려져 있으며 TV 프로그램에서도 종종 다루어지는 방식이다.

정식 명칭은 '점진적 근이완법'. 원래는 1930년대에 미국의 신경 생리학자 에드먼드 제이콥슨 박사가 '불안을 완화하기 위해' 창안한 방법으로, 그것을 불면증 치료에 응용한 것이다. 지금까지 수많은 불면증 환자에게 근이완법을 지도해 온 오카지마 이사 씨에게 물었다.

고혈압, 궤양, 두통, 빈뇨에도 효과적

"긴장·불안과 심신의 안정은 천칭 관계에 놓여 있어요. 먼저 몸에 힘이 들어가 있음을 자각한 다음 힘을 빼면서 근육을 이완시키면 그것이 정신의 이완으로도 연결되어 편안하게 숙면을 취할 수 있게 됩니다."

실제로 많은 불면증 환자가 효과를 보았다고 한다. 현재까지의 연구를 분석해 보면 특히 잠드는 시간이 짧아지고 수면의 질이 좋아졌다. "불면증 이외에도 많은 효과가 있습니다."라고 오카지마 씨는 말을 잇는다.

취침 전에 근이완법을 실시하면 쉽게 잠들고 수면의 질이 개선된다

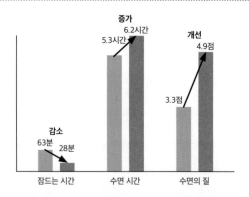

만성 불면증 환자 50명(남녀 반반, 연령은 24~79세, 평균 39세)을 대상으로 하여 취침 전에 근이완법을 4주간 실시했다. '잠드는 시간'은 63분에서 28분으로 감소. '수면 시간'은 5.3시간에서 6.2시간으로 길어졌다. '수면의 질'의 경우 숙면의 느낌을 최대 7점으로 설정했는데, 3.3점에서 4.9점으로 상승했다. (Turner RM et al: J Consult Clin Psychol 47:500-508, 1979에서 인용, 오카지마 씨가 일부 변경)

신체적 효과로는 고혈압과 부정맥의 개선이 확인되고 있다. 또한 위궤양, 십이지장궤양 등과 같은 위장 질환을 예방하고 회복을 촉진하는 효과도 있다. 긴장성 두통에는 즉효약이고 빈뇨의 개선 효과도 있다. 그리고 초조감을 해소해 마음이 편안해지는 정신적 효과도 있다. 기분 전환 효과도 있어 업무에 지쳤을 때 이것을 실시하면 머리가 맑아져 효율이 높아진다.

불면증에 대한 대책으로 실시하는 경우는 취침 직전이 좋다. 전부 끝내는 데 걸리는 시간은 15분 정도다.

5초간 힘을 주고 20초간 힘을 뺀다

① 기본자세

허리띠, 시계, 안경 등 몸을 조이는 것을 뺀다. 몸의 감각에 집중하기 위해 TV나 라디오를 끄고 최대한 실내를 조용하게 만든다.

푹신한 침대나 소파가 아니라 의자에 앉는데, 등받이에 등을 붙이지 말고 끝부분에 걸터앉는다. 발을 어깨 폭 정도로 벌리고 발바닥을 바닥에 완전히 붙인다. 무릎의 각도는 90도. 손은 무릎 위에 얹는다. 이것이 기본자세다.

기본자세

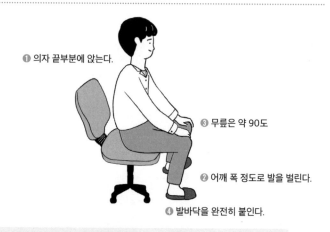

❶ 의자 끝부분에 앉는다.

❸ 무릎은 약 90도

❷ 어깨 폭 정도로 발을 벌린다.

❹ 발바닥을 완전히 붙인다.

❶ 의자 끝부분에 앉고(기대지 말고)
❷ 양발의 간격을 어깨 폭 정도로 벌린다.
❸ 무릎의 각도는 약 90도로 세우고
❹ 발바닥을 바닥에 완전히 붙인다.

② 손 이완하기

팔꿈치와 아래팔(팔꿈치부터 손목까지의 부분)을 허벅지 위에 얹고 상반신의 체중을 싣는다. 손목을 무릎보다 앞으로 내밀고 손바닥을 위로 향하게 한다. 8할 정도의 힘으로 주먹을 쥔 다음 90도 안쪽으로 비틀어 주먹을 세우고 5초간 유지한다. 힘을 빼고 20초 정도 '손바닥에서 힘이 빠진 감각'(전기가 오르는 듯한, 피가 빠져나가는 듯한 느낌)에 집중한다.

다시 주먹을 5초간 쥔다. 이번에는 손톱이 파고들어 아픈, 손가락

손 이완하기

5초 ❶ 주먹을 꽉 쥔다.   20초 ❷ 힘을 뺀다.

❶ 상반신을 앞으로 기울이고 주먹을 5초 정도 꽉 쥔다.
❷ 힘을 빼고 20초 정도 정지한다. 다시 한번 주먹을 쥐었다 힘을 뺀다. 마지막엔 손바닥을 5초 정도 쫙 편 다음 힘을 빼고 20초 정도 정지한다.

관절이 자라는 듯한 '힘을 주고 있는 감각'에 집중한다. 힘을 빼고 다시 20초 정도 '힘이 빠진 감각'을 의식한다.

마지막으로 손바닥을 5초간 힘주어 펴고 손가락이 자라는 듯한 감각을 의식한다. 20초 정도 힘을 빼고 감각의 변화를 느낀다.

③ 팔 이완하기

기본자세를 취한 후 주먹을 가볍게 쥐고 팔을 구부린다. 팔꿈치를 옆구리에 붙이고 5초간 힘을 준다.

팔 이완하기

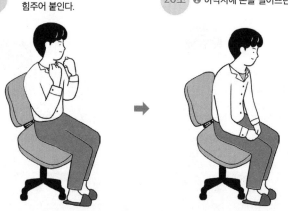

① 팔꿈치를 구부리고 옆구리에 힘주어 붙인다. 5초

② 허벅지에 손을 떨어뜨린다. 20초

① 주먹을 가볍게 쥐고 팔꿈치를 구부린 후 옆구리에 힘주어 붙이고 5초간 유지한다.
② 허벅지에 손을 탁 떨어뜨리고 20초 정도 정지한다.

힘을 빼고 손을 허벅지 위에 탁 떨어뜨린다. 20초 정도 팔에서 힘을 뺀 감각을 의식한다.

④ 어깨 이완하기

어깨를 쳐들고 5초간 유지하면서 어느 부분에 힘이 들어가 있는지 확인한다. 어깨를 툭 떨어뜨리고 20초 정도 힘이 빠진 감각을 의식한다.

어깨 이완하기

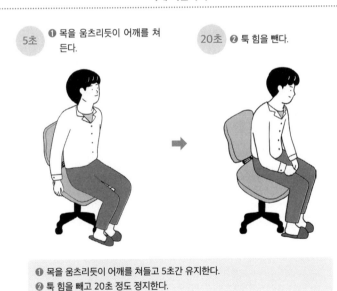

5초 ❶ 목을 움츠리듯이 어깨를 쳐든다.

20초 ❷ 툭 힘을 뺀다.

❶ 목을 움츠리듯이 어깨를 쳐들고 5초간 유지한다.
❷ 툭 힘을 빼고 20초 정도 정지한다.

⑤ 목 이완하기

먼저 고개를 위아래로 움직인다. 등줄기를 펴고 턱을 가슴에 붙일 듯이 목을 앞으로 구부린다. 목덜미 부분이 펴져 있는 것을 의식하면서 5초간 유지한다.

어깨를 움직이지 말고 천천히 고개를 든다. 머리를 뒤로 최대한 젖힌 상태로 5초간 유지한다. 목을 늘이고 있는 감각과 목덜미에 주름이 잡히는 감각을 의식한다. 머리를 천천히 내리고 정면을 향한 채 20초 정도 힘이 빠진 감각을 의식한다.

다음은 좌우 운동이다. 먼저 어깨를 움직이지 않도록 주의하며 왼쪽 귀를 왼쪽 어깨 가까이 붙인다. 5초간 유지하면서 오른쪽 목 근육이 펴져 있는 상태를 의식한다.

천천히 고개를 들고 그대로 오른쪽 귀를 오른쪽 어깨 가까이 붙인다. 5초간 유지하면서 왼쪽 목 근육이 펴져 있는 감각을 의식한다. 천천히 고개를 들고 정면을 향한 채 20초 정도 힘이 빠진 감각을 의식한다.

5초 ❶ 턱을 가슴 가까이 붙인다.

5초 ❷ 고개를 최대한 뒤로 젖힌다.

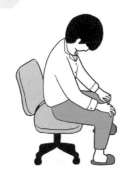

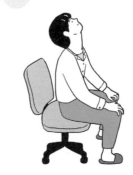

20초 ❸ 천천히 정면으로 돌아온다.

5초 ❹ 어깨에 귀를 가까이 붙인다.

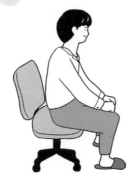

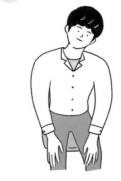

❶ 등줄기를 펴고 고개를 떨구면서 턱을 쇄골 가까이 붙인다.
❷ 목이 아프지 않게 천천히 정면을 향한다. 그대로 머리를 뒤로 최대한 젖히면서 천장의 뒤쪽을 본다.
❸ 천천히 정면으로 돌아온다.
❹ 어깨를 움직이지 말고 왼쪽 어깨에 왼쪽 귀를 가까이 붙인다. 고개를 들고, 마찬가지로 오른쪽 어깨에 오른쪽 귀를 가까이 붙인다.

⑥ 등 이완하기

팔을 뒤로 젖히고 어깨뼈 사이를 좁히면서 가슴을 편다. 힘이 들어가 있는 부분을 의식하면서 5초간 유지한다. 팔을 툭 떨어뜨리고 20초 정도 힘이 빠진 감각을 의식한다.

등 이완하기

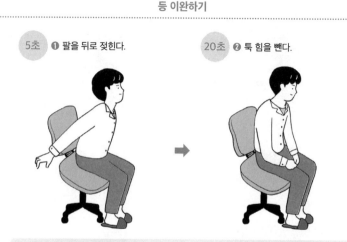

5초 ❶ 팔을 뒤로 젖힌다.

20초 ❷ 툭 힘을 뺀다.

❶ 팔을 뒤로 젖히고 어깨뼈 사이를 좁히면서 가슴과 배를 앞으로 내밀고 5초간 유지한다.
❷ 팔을 툭 떨어뜨리고 20초 정도 정지한다.

⑦ 손·팔·어깨 이완하기

지금까지 배운 '손 이완하기', '팔 이완하기', '어깨 이완하기'를 연속해서 실시하고 마지막에 어깨를 쳐들고 5초간 유지한다. 그리고 허벅지 위에 손을 툭 떨어뜨리고 20초 정도 힘이 빠진 감각을 의식한다.

⑧ 복부 이완하기

양손을 포개고 배꼽 아래쪽에 댄다. 입으로 크게 숨을 내쉬고 코로 들이마신다. 그 시점에 숨을 멈추고 손으로 배를 누른다. 이때 복근에 3~5초간 힘을 준다. 숨을 내쉬면서 팔을 허벅지에 툭 떨어뜨린다. 20초 정도 힘이 빠진 감각을 의식한다.

복부 이완하기

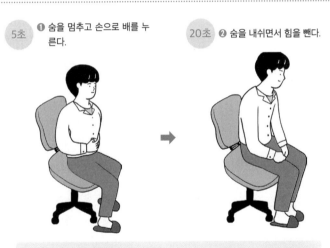

5초 ❶ 숨을 멈추고 손으로 배를 누른다.

20초 ❷ 숨을 내쉬면서 힘을 뺀다.

❶ 양손을 포개고 배꼽 아래쪽에 대고, 입으로 크게 숨을 내쉬고 코로 들이마신다. 숨을 멈추고 손으로 배를 누르면서 그 힘을 막아내듯이 복근에 힘을 준다.
❷ 힘들어지면 숨을 내쉬면서 힘을 빼고 20초 정도 정지한다.

⑨ 다리 이완하기

등을 등받이에 대고 깊숙이 앉는다. 무릎을 붙인 상태에서 양쪽
다리를 들어올리고 쭉 편다. 발목을 구부려 종아리 근육을 편 상태
에서 5초간 유지한다. 다리를 툭 내리고 20초 정도 힘이 빠진 감각
을 의식한다.

다리 이완하기

5초 ❶ 깊숙이 앉아 다리를 편다.　　20초 ❷ 다리를 툭 내린다.

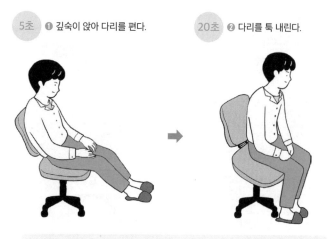

❶ 등을 등받이에 기대고 깊숙이 앉는다. 무릎을 붙이고 다리를 편 다음 발끝을
몸 쪽으로 당기며 5초간 유지한다.
❷ 실이 끊어진 것처럼 다리를 툭 내리고 20초 정도 정지한다.

⑩ 전신 이완하기

손, 팔, 어깨, 다리 이완하기를 연속해서 실시하고 마지막에 다리를 편 상태로 5초간 유지하면서 힘이 들어가 있는 부분을 의식한다. 한꺼번에 모든 동작을 하지 말고 손, 팔, 어깨, 다리의 순서로 차근차근 실시한다. 마지막으로 힘을 빼고 1분간 그대로 자세를 유지한다. 전신의 상태 변화를 느끼며 마무리한다.

처음에는 이완된 감각을 잘 파악하지 못할 수도 있지만, 오카지마 씨에 의하면 계속 되풀이하다 보면 힘이 빠진 감각을 알 수 있게 된다고 한다.

"횟수가 거듭될수록 노하우도 생기고 이완 효과도 커집니다. 가능하면 1일 2회 정도 실시하세요. 처음에는 효과를 느끼지 못하더라도 일단 일주일은 계속해 보시기 바랍니다."

근이완법은 불면증의 개선 외에도 다양한 효과를 기대할 수 있다. 돈도 들지 않으니, 여러 가지 이유로 잠자리가 불편한 분은 꼭 시도해 보기 바란다.

베개와 요를 잘 고르면
한여름에도 쾌면이 가능하다!

미하시 미호, 쾌면 치료전문가·수면환경 플래너

안 그래도 더워서 체력 소모가 많은 여름에 숙면을 취하지 못하면 몸이 금세 지치게 된다. 잠들기 어려운 열대야에도 숙면을 취할 수 있는 방법은 없을까? 쾌면치료 전문가인 미하시 미호 씨에게 물어보았다.

숙면과 밀접한 관계를 갖고 있는 것이 우리 몸 중심부의 온도인 '심부 체온'이다.

"심부 체온이 내려가면 졸음이 오고, 잠이 들면 심부 체온이 더 떨어져 숙면 상태에 들어가게 됩니다. 그런데 여름밤은 고온다습하기 때문에 땀이 잘 증발되지 않아 심부 체온이 내려가기 어려워지지요. 그래서 좀처럼 잠들지 못하거나 선잠이 들어 밤중에 눈을 뜨는 경우가 많아집니다."

그렇다면 심부 체온을 원활하게 내리기 위한 방법은 없을까? 미츠하시 씨에 의하면 온습도 조절이 중요하다고 한다.

머리는 차고 발은 따뜻하게

먼저 머리부터 살펴보자. '두한족열頭寒足熱'이라는 말이 있듯이 머리는 시원하게, 발은 따뜻하게 해주면 잠이 잘 온다. 이 사실을 확인해주는 실험 결과도 있다.

"한 기업의 실험에 의하면 머리와 발의 온도 차이가 4℃일 때 쾌적하게 잠들 수 있다는 결과가 나왔어요. 발이 따뜻해지면 체열이 배출되어 심부 체온이 내려가면서 편안한 잠 속에 빠져들게 됩니다.

보통 이불 밖에 나와 있는 것은 머리뿐이라 자연스럽게 두한족열 상태가 되지만, 여름에는 그렇지 못한 경우가 많아요. 머리와 발 모두 이불 밖으로 나와 있고 똑같이 열기를 띠고 있지요. 숙면을 취하려면 머리를 시원하게 해줌으로써 발과 온도 차이가 나게 하는 전략이 필요합니다."

손쉬운 방법은 베개를 이용하는 것이다. 통기성이 좋은 '메밀 껍질 베개'를 쓰거나 쿨젤cool gel 매트를 활용하는 것도 좋다. 또한 친근한 재료로 '시원한 베개'를 직접 만들 수도 있다. 미츠하시 씨가 고안한 것이 '찬 팥 베개'다.

"팥 250그램을 천 주머니에 넣고 냉동실에서 얼립니다. 그것을 잘 때 꺼내 베개 가운데에 놓은 다음 그 위에 후두부를 대고 잠을 청해 보세요. 찬 기운 때문에 열감이 완화되면서 기분이 좋아질 겁니다. 보냉 효과가 20분 정도 이어지므로 쉽게 잠들 수 있게 도와주지요. 불안하고 초조하거나 취침 직전까지 업무를 본 탓에 잠이 오지 않을 때도 뜨거워진 머리를 식힐 수 있습니다."

팥은 원래 베개 속 재료로 잘 쓰이는 소재라고 한다. 천 주머니는 다이소 등에서 판매하는 지퍼 달린 그물코 모양(17×13cm 정도)이 좋다.

목을 따뜻하게 하면 편안해진다

목을 따뜻하게 하는 것도 좋은 방법이다.

"목 뒤를 뜨거운 수건이나 팩으로 따뜻하게 하면 자율신경이 휴식 모드인 부교감신경으로 전환되어 손발의 혈액 순환도 원활해지고 긴장이 풀려 편안해집니다. 머리는 차게, 목은 따뜻하게 하세요. 그러면 목이 차가워지거나 뭉치지 않고 마치 노천탕에 있는 것처럼 기분 좋게 잠들 수 있습니다."

뜨거운 수건은 젖은 손수건을 전자레인지에서 20~40초 정도 가열한 후 폴리에틸렌 주머니에 넣어 만든다. 물론 시판되는 핫팩을 사용해도 된다.

미즈하시 씨가 이러한 쾌면 상품을 고안하게 된 것은 2011년 일어난 동일본 대지진이 계기가 되었다고 한다. 전력이 부족한 가운데 가능하면 에어컨 등의 가전제품을 사용하지 않고 숙면을 취할 수 있는 방법은 없겠냐는 상담을 받고 친근한 소재를 활용한 쾌면 노하우를 생각해낸 것이다.

등 밑에 골판지를 깔아라

다음은 등의 온습도 조절이다.

"여름에 등과 요가 밀착되어 있으면 온도와 습도가 올라가 잠자리 속 습도가 80%를 넘는 경우도 있습니다. 그 찌는 듯한 불쾌감은 한밤이나 새벽에 잠을 깨우는 요인이 되지요. 그래서 등을 시원하게 해주는 것이 여름 쾌면의 조건입니다."

잠자리 속 온도와 습도는 '침상기후'라 불린다. 무더운 여름에는 땀을 많이 흘리게 되는데, 이 땀이 침상의 습도를 올려 한증막 같은 더위를 느끼게 한다. 침구를 잘 선택해야 하는 이유다.

먼저 돈이 들지 않는 대책을 소개한다. 지금 사용하고 있는 시트를 조금만 변형하면 등에 느껴지는 더위를 예방할 수 있다. 미츠하시 씨가 고안한 것은 '등 골판지'로, 방법은 아주 간단하다. A3 정도 크기의 골판지를 등이 위치하는 시트 밑에 가로로 깔기만 하면 된다.

"골판지는 딱딱하니까 등이 요에 착 달라붙지 않아 통기성을 확보할 수 있습니다. 단, 체중이 무거우면 별로 효과를 보지 못할 수도 있어요."

골판지는 허리 윗부분부터 어깨뼈 부근까지 닿도록 깐다. 사람에 따라서는 딱딱한 느낌이 신경에 거슬릴 수도 있지만, 일단 시도해 보자. 그런데 골판지는 여러 번 사용하면 납작해지는 단점이 있다. 그것을 보완해 주는 것이 수초를 원료로 만든 '시그라스sea grass 매트'로 욕실용 매트 등으로 잘 쓰인다. 이것을 동일한 방법으로 시트 밑에 깐다. "다이소 같은 데서도 팔아요."라고 미츠하시 씨는 말한다.

또한 쿨 소재의 시트나 패드, 골풀이나 대나무로 만든 돗자리 등 최근에 판매되고 있는 시원한 침구를 이용하면 보다 쾌적하게 잘 수 있다. "시판되는 패드 중에는 겉은 마처럼 시원한 소재로 되어 있지만, 안감으로 폴리에스테르 소재를 쓰는 것도 있습니다." 이런 제품을 사용하면 에어컨 없이는 열기가 잘 안 빠지므로 구입할 때 주의해야 한다.

'안는 베개'를 안고 옆으로 누워 자면 바람이 잘 통한다

등을 시원하게 하려면 '안는 베개'도 좋다. 옆으로 자게 되므로 등이 바닥에 닿지 않아 바람이 잘 통한다. "옆구리와 다리 사이에도 틈이 생겨 더 시원하게 느껴지지요. 또 보통 옆으로 잘 때는 몸 아래쪽에 압력이 집중되지만, 안는 베개를 쓰면 팔, 다리의 체중이 베개에 분산되어 좀 더 편히 잘 수 있습니다."

원래 안는 베개는 여름을 시원하게 나기 위해 고안된 것으로, 동남아시아에서 사용된 대나무 제품이 기원이라고 한다. 이것도 집에 있는 물품으로 대신할 수 있다. 얇은 이불이나 겨울용 패드를 반으로 접은 후 폭 20센티미터, 두께 10센티미터 정도의 타원이 되도록 둘둘 말고 세 군데 정도를 끈으로 묶으면 '즉석 안는 베개'가 완성된다. 겨울용 패드를 사용하는 경우는 푹신하고 따뜻한 쪽이 안으로 오게 한다.

취침 전과 후에 에어컨의 설정 온도를 바꾼다

마지막은 방의 온습도 조절이다.

"에어컨을 활용해 잠들기 적합한 환경을 만드세요. 앞에서 설명한 대로 머리와 등이 시원해지는 도구를 이용하면 에어컨 설정 온도를 별로 낮추지 않아도 됩니다."

에어컨은 '자기 전'과 '잘 때' 2단계로 설정 온도를 바꾼다. 먼저 취침 1시간쯤 전에 25℃ 정도로 매우 낮게 설정해 방을 충분히 시원하게 만든다. 낮 동안 더위로 인한 침실의 열기를 완전히 제거하기 위해서이다.

그리고 잘 때는 땀은 좀 배어나더라도 도중에 깨지 않을 정도의 온도(26~29℃)로 맞춘다. 타이머를 1~3시간으로 설정해 두어도 된다. "열대야라면 28℃ 정도의 다소 높은 온도로 밤새 틀어야 도중에 깨지 않고 숙면을 취할 수 있습니다."

선풍기도 활용하자. 몸에 바람이 직접 닿지 않도록 천장이나 벽을 향해 돌리는 것이 노하우다. 방 전체의 공기가 완만하게 움직이면 작은 기류가 발생하는데, 이 바람이 피부를 지나갈 때 땀을 증발시켜 열기를 날려 준다.

"부채로 일으키는 바람 정도의 미풍으로 충분합니다. 자연풍 등으로 설정하면 자연의 바람과 더 비슷해지겠지요."

에어컨도 선풍기와 같이 사용하면 안심하고 설정 온도를 다소 높게 설정할 수 있다.

여름에는 부부간에 '에어컨 전쟁'이 벌어지기 쉽다. 더위를 잘 타는 남편은 설정 온도를 낮추고 싶지만, 아내는 그 온도가 되면 소름이 돋는다. '켜줘!'와 '꺼줘!' 전쟁이 시작되는 것이다. 어떻게 해야 할까?

"더울 때는 잠들기 힘들지만, 추울 때는 침구나 잠옷 등으로 조절할 수 있지요. 그러니 이런 경우는 더위를 타는 쪽에 맞출 수밖에 없습니다. 차라리 여름에만 각자 다른 방에서 자는 건 어떨까요?"

무더운 여름에도 다양한 전술을 구사해 숙면을 취하도록 하자.

추운 겨울에는
취침 1시간 전까지 목욕을 한다

고바야시 도시노리, 아시카가공업대학 수면과학센터

추운 겨울밤에는 손발이 차가워져 잠자리에 들어도 좀처럼 잠들지 못하는 사람이 많을 것이다. 고바야시 도시노리 씨는 "잘 때는 원래 심신을 안정시키는 부교감신경이 우위가 되어야 하는데, 추우면 반대로 교감신경이 주로 작용해 몸을 긴장시키기 때문에 잠들기 어려워집니다."라고 말한다.

고바야시 씨가 겨울의 쾌면 대책으로 강력하게 추천하는 것이 '입욕'이다. 목욕을 통해 심신이 편안해지고 몸이 속까지 따뜻해지면 쉽게 잠들 수 있고 수면의 질을 개선할 수 있다. 그런데 목욕이 숙면에 도움이 되는 이유는 그뿐만이 아니다.

"체온의 변동이 중요합니다. 취침 전 입욕에 의해 심부 체온이 일시적으로 올라간 이후엔 다시 체온이 급강하하게 되지요. 그 강하 방식이 급격할수록 졸음이 쏟아지게 됩니다."

손발이 따뜻할 때 심부 체온은 내려간다

원래 수면은 체온의 변화와 밀접한 관계가 있다. 체온은 낮에 활동할 때는 높다가 밤에는 서서히 하강하여 잠을 잘 때 가장 낮아진다. 취침 시 손발이 따뜻해지면 잠이 몰려오는데, 이때 체온이 올라간 것 같지만 사실 몸의 심부에서는 전혀 반대 현상이 일어나고 있다. 손발이 따뜻한 것은 혈관이 확장해 체내의 열을 배출하고 있기 때문이다.

그 결과 심부 체온은 점점 내려가 우리 몸을 이완 모드로 바꾸고 잠이 오게 만드는 부교감신경이 우위가 된다. 그런데 손발이 차면

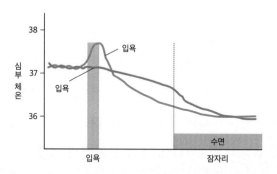

심부 체온은 입욕에 의해 일시적으로 상승했다가 급강하한다

목욕을 통해 심부 체온이 일시적으로 올라가면 따뜻해진 피부에서 열 발산이 왕성해져 체온이 확 내려간다. 덕분에 쉽게 잠이 들면서 숙면을 취할 수 있게 된다. 한편 목욕을 하지 않으면 체온 저하가 완만해 잠자리에 든 후에도 심부 체온이 잘 내려가지 않는다. 그래서 목욕을 하는 경우에 비해 잠드는 시간이 늦고 수면의 질도 좋지 않다. 그래프의 체온은 하나의 기준일 뿐, 개인차가 있다. (고바야시 교수의 자료를 근거로 작성)

열이 잘 발산되지 않아 심부 체온이 내려가기 어려워지면서 쉽게 잠들지 못하게 된다.

목욕을 통해 심부 체온을 일시적으로 올려주면 따뜻해진 피부에서 열 발산이 왕성해져 심부 체온이 확 내려가게 된다. 마치 산 정상에서 활강하듯이 체온 하강 곡선을 그리게 되는 것이다.

너무 뜨거운 목욕물은 NG

"순조롭게 잠이 들면 서파수면이라 불리는 깊은 잠에 빠지게 되어 아침에 '아아, 잘 잤다!'하며 상쾌하게 일어날 수 있습니다. 우리가 한 실험에서는 목욕에 의해 잠드는 시간이 단축될 뿐 아니라 수면 전체의 질도 좋아진다는 사실이 확인되었지요."

또한 '숙면 효과'를 극대화할 수 있는 목욕법도 따로 있다. 욕조에 몸을 충분히 담가야 한다는 것, 목욕 타이밍에 주의를 기울여야 한다는 것이다.

"취침 직전에 욕조에 들어가면 교감신경이 우위가 되어 체온 저하 타이밍이 맞지 않습니다. 숙면을 방해하지 않도록 최소한 잠자기 1시간 전까지는 목욕을 마쳐야 해요."

물이 너무 뜨거워도 교감신경을 자극하게 되어 오히려 잠드는 것을 방해한다. 욕조에 5분 이상 몸을 담글 수 없는 뜨거운 물은 금물이다.

"실험에서는 40~42℃의 물에 10분간 몸을 담그는 것이 조건이었지만, 적절한 온도와 시간은 연령과 체형 등에 따라 다릅니다. 개인차가 크지요. 기준이 되는 것은 몸속부터 서서히 따뜻해지는 감각이에요. 목욕 후 숙면을 취할 수 있었다면 바로 그것이 그 사람에 맞는 입욕 조건이라고 할 수 있습니다."

또한 욕조 물과 실온에 큰 차이가 나면 몸에 부담이 된다. 겨울에는 옷 벗는 공간을 미리 데워 두거나 입욕 후 물이 식지 않도록 욕실을 따뜻하게 해두는 것이 좋다.

심부 체온을 일시적으로 올리는 방법으로는 입욕 이외에 '운동'도 있다. 고바야시 씨의 실험에 의하면 운동 시간은 체온이 서서히 내려가기 시작할 저녁 무렵이 가장 효과적이라고 한다. 이를테면 밤 12시에 자는 사람이라면 밤 7시나 8시경이 적당하다.

"퇴근길에 한 정거장 거리를 걷는 것도 좋고, 라디오 체조를 2회 정도 따라하는 것도 좋은 방법입니다."라고 고바야시 씨는 말한다. 평소에 목욕보다는 샤워가 습관화되어 있는 사람에게는 '운동으로 심부 체온 올리기'를 권장한다.

오후의 졸음을
날려 버리자!

3분이면 가능한 졸음 해소 스트레칭
LED의 블루라이트로 잠에서 금방 깰 수 있다!
알람이 아닌 '자기각성법'으로 일어나자!
춘곤증 대책은 수면의 질을 향상시키는 것!

3분이면 가능한
졸음 해소 스트레칭

나카노 다카아키, 자세치료사·나카노정체(整體)도쿄아오야마

회사원은 잠들지 못한다. 후생노동성이 공표한 2015년 '국민건강·영양조사'에 따르면 '평균 수면 시간이 6시간 미만'인 사람이 39.5%로, 과거 최다를 기록했다. 그 이유로는 남성의 23.0%, 여성의 13.6%가 '업무'를 들었다. 많은 사람들이 잠을 줄여 가며 일에 매진하고 있는 것이다.

당연히 점심 식사 이후 졸음이 심해질 수밖에 없는데, 앞에서도 이야기했듯이 가장 좋은 것은 가능한 시간만큼 미니 낮잠 혹은 마이크로 낮잠을 자는 것이다(50쪽 참조). 이것이 어려운 사람이 있다면 다음을 주목해 보자.

몸을 움직이면 눈이 떠진다

자세치료사인 나카노 다카아키씨는 말한다.

"몸을 움직이는 게 가장 좋습니다. 졸릴 때는 부교감신경이 우위를 차지하고 있는데, 근육을 움직임으로써 교감신경이 우위가 되면 졸음이 걷히고 뇌의 혈액 순환도 좋아져 머리가 개운해지지요. 가장 빠른 방법은 걷기나 조깅이에요. 걸으면서 잘 수 있는 사람은 없으니까요."

그러나 일부러 시간을 들여 걷기 운동을 하지 못하는 사람도 많다. 그들을 위해 3분이면 가능한 '졸음 해소 스트레칭'을 나카노씨에게 배워 보았다.

① 몸 펴기

양팔을 위로 올리고 전신을 쭉 편다. 바쁘면 이 동작 하나로도 좋다. 가장 중요한 기본 스트레칭이기 때문이다. 의자에 앉아서 해도 되지만 여기서는 서서 실시하는 방법을 설명한다.

몸 펴기

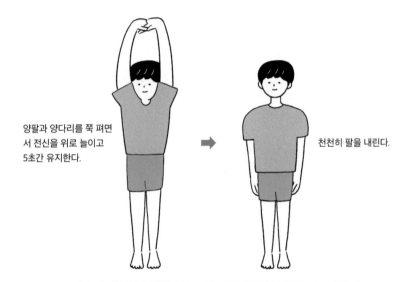

양팔과 양다리를 쭉 펴면서 전신을 위로 늘이고 5초간 유지한다.

천천히 팔을 내린다.

❶ 발을 어깨 폭만큼 벌리고
❷ 양팔을 앞쪽으로 펴고 손등이 자신에게 향하도록 깍지를 낀다.
❸ 팔꿈치를 펴고 양손을 그대로 천천히 머리 위로 들어 올린다. 고개도 천천히 쳐들면서 손등을 본다. 바닥과 수직이 될 때까지 팔을 올렸으면 다시 정면을 본다.
❹ 발뒤꿈치를 바닥에서 떼지 않은 채 양팔과 양다리를 이용해 전신을 쭉 펴고 5초 정도 유지한 후 천천히 팔을 내린다.

② 발목 교차 스트레칭

장시간 책상 앞에 앉아서 일을 하다 보면 아무래도 다리의 혈액 순환이 나빠지기 마련인데, 그것을 풀어 주는 스트레칭이다.

발목 교차 스트레칭

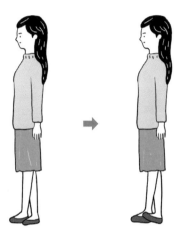

다리를 교차시킨다.

뒤쪽에 위치한 오른쪽 발 끝을 위아래로 10회 움직 인다.

❶ 발을 어깨 폭만큼 벌린 다음 등을 곧게 편다.
❷ 왼쪽 다리를 오른쪽 다리 앞에 비스듬히 교차시키고 발바닥을 바닥에 붙인다.
❸ 그 자세에서 오른쪽 발끝을 10회 위아래로 움직인다. 발끝을 올릴 때는 허벅 지 근육이 펴지는 것을 의식한다.
❹ 오른쪽 다리를 왼쪽 다리 앞에 비스듬히 교차시키고 왼발로 같은 동작을 실시 한다.

③ 허벅지 뒤쪽 스트레칭

의자에 앉아서 하는 스트레칭이므로 타인의 눈에 띄지 않는다.
회의 중에 눈이 슬슬 감길 때 해보자.

허벅지 뒤쪽 스트레칭

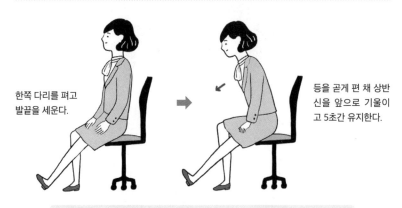

한쪽 다리를 펴고
발끝을 세운다.

등을 곧게 편 채 상반
신을 앞으로 기울이
고 5초간 유지한다.

❶ 의자 끝부분에 걸터앉아 등을 곧게 편다.
❷ 왼쪽 다리를 쭉 편 다음 발뒤꿈치를 바닥에 붙이고 발목을 직각으로 구부리며
   발끝을 세운다.
❸ 등을 구부리지 말고 고관절부터 상반신을 천천히 앞으로 기울인다. 다리 뒤쪽
   근육이 펴지는 것을 의식하면서 5초 정도 유지한다. 무릎은 구부리지 않는 것
   이 좋지만, 힘들면 무리하지 말고 조금 굽혀도 된다.
❹ 상반신을 일으키고 2~3회 반복한다. 이어서 오른쪽 다리를 앞으로 쭉 펴고 동
   일한 동작을 실시한다.

④ 풍선 스트레칭

마지막은 상반신 스트레칭. 모니터 앞에서 등을 구부린 자세로 있는 시간이 긴 사람에게 특히 추천한다(상세한 방법은 87쪽 참조).

"동시에 심호흡까지 할 수 있는 스트레칭이므로 졸음 해소에도 도움이 됩니다."

스트레칭은 하루에 여러 차례!

앞에서 소개한 네 가지 스트레칭은 모두 실시하는 데 3분 정도밖에 걸리지 않는다. "왠지 부족한 것 같아 한번에 2~3세트를 반복하고 싶을 수도 있지만, 1회 1세트를 꼼꼼하게 실시하는 것이 더 좋습니다. 한꺼번에 해치우기보다 출근해서, 점심시간에, 오후에 하는 식으로 하루에 여러 차례 실시하는 것이 더 효과적이지요."라고 나카노 씨는 조언한다.

"1시간에 한 번씩 자리에서 일어서라는 말이 있지요. 최근에는 '장시간 꼼짝 않고 앉아 있는 것' 자체가 건강을 악화시켜 사망률을 높인다는 연구 결과가 나오기도 했습니다."

20만 명 이상을 대상으로 한 호주의 역학 연구에 따르면 하루에 앉아 있는 시간이 4시간 미만인 사람에 비해 8~11시간인 사람은 15%, 11시간 이상인 사람은 40%나 3년 이내 사망률이 높아진다고 한다. 장시간 계속해서 앉아 있는 것은 놀랄 만큼 위험한 행위인 것이다.[8] 3분 정도면 1세트를 할 수 있으므로 앉아서 하는 업무 중심이라 의자에서 일어설 기회가 적은 사람은 점심시간뿐 아니라 반드시 2~3시간마다 1회씩 실시하기 바란다. 졸음이 사라지고 작업 효율도 향상될 것이다.

LED의 블루라이트로
잠에서 금방 깰 수 있다!

고가 요시히코, 교린대학 명예교수

회사원의 아침은 일찍부터 시작된다. 그런 만큼 알람이 울려도 '5분만 더……'를 중얼거리며 이불 속에서 발버둥치는 사람도 적지 않다. 특히 겨울은 추운 데다 해도 늦게 떠서 더욱더 아침 기상이 힘겹기만 하다. 게다가 가까스로 침대에서 기어 나왔는데도 좀처럼 각성 모드로 전환되지 않는다. 이런 경우는 각성 효과가 매우 높은 블루라이트를 포함해 아침 햇빛을 활용해 보자. 교린대학 의학부 정신신경과 고가 요시히코 씨에게 물었다.

LED에는 블루라이트가 많다

"아침에 눈을 뜨면 먼저 커튼을 젖히고 햇빛을 쐬세요. 창문도 열고 환기까지 시키면 기분이 상쾌해질 겁니다. 또 이른 아침이 아직 어스레한 계절에는 방의 조명을 바로 켜는 것이 좋아요. 최근에는

LED(발광 다이오드)를 사용하는 가정도 늘고 있는데, LED에는 햇빛에 많은 블루라이트가 다량 함유되어 있습니다. 어둑어둑한 겨울 아침엔 LED 빛을 쐬면 효과적으로 몸을 깨울 수 있지요. 물론 일반적인 형광등에도, LED 정도는 아니지만 블루라이트가 함유되어 있습니다.”

블루라이트는 가시광선 중에서 가장 파장이 짧고 에너지가 강하다. 이 빛이 눈에 들어오면 각막과 수정체를 통과해 그대로 망막에 도달한다. 망막 속에는 블루라이트를 감지하는 세포가 있어, 이것이 체내시계의 주기를 조절하는 뇌의 '시교차상핵'에 작용한다고 한다.

원래 우리 몸은 지구의 자전에 연동한 '서캐디언 리듬'이라는 주기에 맞춰져 있다. 이 구조를 제어하는 것이 바로 체내시계이다. 체내시계의 주기는 개인차는 있지만 1일 24시간보다 약간 길다. 그 차이를 매일 수정하지 않으면 취침 시간과 기상 시간이 조금씩 늦어져 자연스럽게 저녁형 인간이 되고 만다. 블루라이트를 함유한 햇빛은 그런 문제를 방지해 주는 것이다.

또한 눈에 비친 빛은 수면과 관련된 호르몬의 분비에도 영향을 미친다. 체내시계의 중추인 시교차상핵으로 들어온 빛의 신호는 신경을 통해 '송과체'로 도달한다. 송과체에서는 잠을 유발하는 멜라토닌이라는 호르몬이 만들어지는데, 빛의 신호를 감지하면 그 분비가 억제된다. 즉 졸음이 사라지고 몸이 깨어나게 되는 것이다.

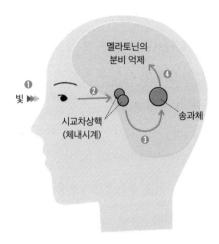

빛을 느끼고 몸이 각성하는 구조

❶ 망막에 비친 빛의 신호는 신경을 통해 체내시계 중추인 ❷ '시교차상핵'으로 들어 간다. 그리고 ❸ 신경을 따라 '송과체'로 도달하면 ❹ 멜라토닌의 분비가 억제되어 몸 이 각성 모드로 전환된다. 아침의 빛은 어긋난 체내시계를 수정해 주지만, 반대로 밤 에 쐬는 빛은 체내시계를 혼란에 빠뜨려 수면을 방해한다. (『수면과 뇌의 과학』에서 변경)

일출의 붉은 빛만으로는 부족하다

맑은 날 오전에 비치는 태양 빛의 밝기는 2만~10만 럭스이다. 흐린 날도 1만 럭스 이상, 비 오는 날조차 5,000럭스 이상이다. 일반적인 가정의 거실에서 쓰이는 조명의 조도가 150~500럭스 정도이므로 햇빛이 얼마나 강력한지 알 수 있다.

"이처럼 강렬한 빛을 쐬면 체내시계가 리셋되어 어긋나 있던 부분이 수정됩니다. 또 비몽사몽 상태에서 벗어나 확실히 정신이 들게 되지요."라고 고가 씨는 말한다.

그러나 이것은 어디까지나 해가 뜨고 나서의 이야기다. 일출 무렵의 붉은 햇빛에는 이 정도의 각성 효과는 기대할 수 없다.

"아침 해는 붉은 빛이 강하고 블루라이트가 적기 때문에 각성 효과가 그다지 높지 않습니다. 그보다 햇빛을 받아 기분이 밝아지는 심리적 효과 쪽이 크지요."

그래서 어스레한 겨울 아침에는 LED 조명의 블루라이트가 중요한 역할을 맡게 되는 것이다. 집을 나올 무렵에는 이미 해가 지평선 너머에 떠 있을 테니, 최대한 햇볕을 쬐도록 하자. 버스 창문 너머라도 상관없다.

"잠에서 깬 다음 총 20분 정도 빛을 쬐면 직장에 도착할 무렵에는 활동 모드로 완벽히 전환되어 자연스럽게 업무에 집중할 수 있게 됩니다."

액정 화면은 취침 2시간 전까지만 본다

블루라이트는 강한 각성 효과를 갖고 있어 아침에 잠이 깨는 것을 도와준다. 이는 반대로 밤에 블루라이트를 쬐면 수면의 질이 저하된다는 것을 뜻한다. 블루라이트를 발하는 것은 LED 조명뿐 아니라 액정 TV나 PC, 스마트폰, 게임 기기의 화면 등 우리 주변에 매우 많다.

"잠들기 전에 이불 속에서 스마트폰을 만지작거리는 사람이 많은데, 가장 나쁜 습관이에요. 방의 전등을 끄고 있으면 화면의 블루라이트만 보이기 때문에 수면의 질이 나빠지는 데다, 당연히 눈에도 좋지 않습니다."

고가 씨는 자기 전에 스마트폰을 매일 1시간씩 조작하면 수면에 어떤 변화가 나타나는지 실험한 적이 있다. 그에 따르면 잠드는 시간은 변함이 없었지만, 수면 시간이 줄고 중도 각성의 횟수가 늘고 다음날의 활동성이 떨어졌다.

"스마트폰에서 나오는 블루라이트를 정면으로 받으면 송과체에서의 멜라토닌 분비가 억제되고 그 결과 수면의 질이 저하되는 것으로 추측됩니다."

원래 멜라토닌의 분비는 아침에 빛을 받고 나서 약 15시간 후부터 그 양이 증가하면서 우리 몸을 서서히 수면 모드로 이끈다. 아침 7시에 일어나는 사람이라면 22시경부터 분비량이 늘어나는 것이다. 그렇게 우리 몸이 부지런히 잠들 준비를 하고 있을 때 스마트폰 등의 블루라이트를 받으면 '앗, 밤이 아니었나?'하고 혼란을 느끼게 된다.

"스마트폰이나 PC 작업은 취침 2시간 전까지 끝내도록 하세요.

물론 잠자리에 가져가면 절대 안 됩니다."

　이처럼 블루라이트는 '양날의 칼'이다. 수면의 질을 향상시키는데 현명하게 이용하기 바란다.

알람이 아닌
'자기각성법'으로 일어나자!

💬이케다 히로키, 노동안전위생종합연구소

당신은 아침에 자연스럽게 눈이 떠지는 편인가, 아니면 알람의 시끄러운 소리에 억지로 잠에서 깨는 경우가 많은가? 어느 쪽이 일어날 때 기분이 더 좋을까? 물론 전자다. 느닷없는 알람 소리로 무리하게 일어나면 얼마간은 멍하니 반쯤 자고 있는 상태가 이어진다.

가능하면 희망하는 기상 시간에 자연스레 눈을 뜨고 싶다면 '자기각성법'을 꼭 시도해 보기 바란다. 일본학술진흥회 특별연구원인 이케다 히로키 씨에게 물었다.

"미리 정해 놓은 시간에 알람과 같은 외적 수단에 의지하지 않고 자발적으로 일어나는 것을 자기각성이라고 합니다. 의외일지도 모르지만, 예를 들어 미국에서는 20세 이상의 반수가량이 자기각성법이 습관화되어 있다는 보고가 나온 바 있어요. 일본에서도 노동자를 대상으로 한 조사에서 20대가 7%, 30대가 18%, 40대가 27%, 50대가 37%로 연령이 높아질수록 그 수가 많다는 것이 밝혀졌지요."

짧은 수면 시간으로도 작업 효율이 향상된다

자기각성의 장점은 많다. 알람 소리로 강제 기상할 때보다 기분이 좋을 뿐 아니라 오후의 졸음도 적어진다는 사실이 밝혀졌다. 또한 이케다 씨의 실험에서는 동일한 수면 부족 상태에서도 자기각성을 한 경우는 그렇지 않은 경우에 비해 각성도와 작업 능률이 높다는 결과가 나왔다.

실험에 참가한 대상은 남성 주간 근무 노동자 15명(평균 연령 41세)이다. 평소에는 7시간 정도 수면을 취하지만, 실험에서는 4일 연속 5시간으로 단축했다. 그리고 기상 직후와 오후에 각성도를 확인하는 과제를 부여했다. 피험자는 평상시 규칙적인 생활을 하고 있었기 때문에 약 8할이 4일간 자기각성이 가능했다. 그 결과 자기각성으로 기상한 날은 알람으로 일어난 날보다 기상 직후와 오후에 과제의 성적이 눈에 띄게 좋았다. 똑같이 잠이 부족한 상태라도 스스로 일어난 날은 각성도와 작업 능률이 높아졌던 것이다.

'수면 관성'은 눈을 뜬 후에도 얼마간은 몽롱한 상태가 지속되는 것을 말한다. 이 수면 관성은 잠에서 깨기 직전의 잠이 깊을수록 더 악화된다고 한다. 자기각성의 경우는 잠이 비교적 얕아졌을 때 눈을 뜨기 때문에 수면 관성이 감소해 심신이 더 개운하다. 말하자면 그만큼 각성도가 높은 것이다. 아침뿐 아니라 오후의 각성도와 업무 효율까지 개선되는 이유는 분명치 않지만, 오전의 컨디션이 좋

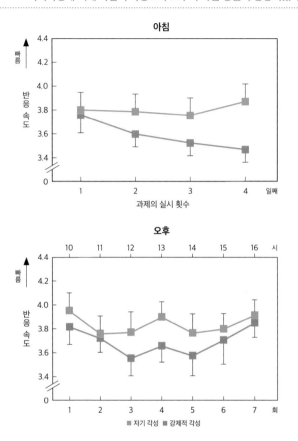

건강한 남성 주간 근무 노동자 15명(평균 연령 41세)이 4일 연속으로 수면 시간을 5시간으로 단축했다. 자기각성 시와 알람과 같은 의한 강제적 각성 시로 나눠 단순 과제(숫자가 표시되면 최대한 빨리 버튼 누르기)의 성적을 비교했다. 결과는 강제적 각성보다 자기각성 쪽이 기상 직후의 과제, 오후의 과제 모두 반응 속도가 더 빨랐다. 그만큼 각성도와 업무 효율이 높다고 할 수 있다. 아침의 과제는 자택에서, 오후의 과제는 실험실에서 실시했다. (J Sleep Res. 2014; 23: 673-80)

으면 오후에도 긍정적 영향을 미칠 가능성이 있다고 한다.

"잠이 부족할 때는 업무 효율이 떨어지고 최악의 경우 큰 사고로 이어지기도 하지요. 수면 부족 시 각성도를 높이고 작업 효율 저하를 억제하는 효과를 기대할 수 있으니, '자기각성'을 잘 활용하기 바랍니다. 물론 애초에 잠 부족 상태가 되지 않는 게 가장 바람직하겠지요."

몸은 잠을 깨기 전부터 기상 준비를 하고 있다

어떻게 미리 정해둔 시간에 저절로 눈이 떠지는 것일까? 놀랍게도 우리 몸속에서는 잠을 깨기 전부터 '기상 준비'가 시작되고 있다고 한다.

"우리 몸은 눈 뜨기 1시간쯤 전부터 기상에 관여하는 부신피질 자극 호르몬이 많이 분비되기 시작합니다. 기상 시간을 미리 생각해 두면 그렇게 하지 않을 때보다 그 분비량이 많아진다는 사실이 확인되었어요. 또 기상 직전에는 뇌의 전두전야라는 부분의 활동이 활발해진다는 사실도 밝혀졌지요. 낮잠에 대한 실험에 따르면 잠에서 깨기 3분 정도 전부터 심장 박동 수가 빨라진다고 합니다. 이처럼 우리 몸이 천천히 기상 준비를 해주기 때문에 자연스럽게 눈이 떠지는 것이죠."

우리 몸은 약 24시간 주기의 체내시계를 갖추고 있는데, 이것과는 별도의 '시계'가 뇌에 존재한다고 한다. 이것은 시간 경과를 인지하는 '인터벌 타이머(시간 간격 타이머)interval timer'라 불린다. 이케다 씨의 실험에서는 'OO시에 일어나자.'하고 의식하면 수면 중에도 시간 판단이 정확해진다는 사실이 밝혀졌다.

"아마도 인터벌 타이머가 정확해지면서 일어나기로 의식한 시간 부근에 기상 준비가 시작되고, 그 결과 정해둔 시간에 자기각성이 가능해지는 것 같습니다."

8할은 일주일 만에 자기각성법을 습득한다

자기각성법은 누구든지 습득할 수 있을까? 알람파에게는 좀 어려운 과제가 아닐까?

"한 실험에서 자기각성 습관이 없는 대학생 11명이 자택에서 1주간 훈련을 받은 적이 있습니다. 목표 시간 전후 30분 이내에 일어나면 성공으로 판정했지요. 1일째부터 자기각성에 성공한 사람은 64%였고, 7일째에는 그 수가 82%로 증가했어요. 또한 목표 기상 시간과 실제 기상 시간의 차이도 1일째는 16.9분, 7일째에는 13.1분으로 정확도가 점점 높아졌습니다. 계속해서 실패한 사람도 있었지만, 8할은 일주일 정도면 가능해지는 것 같더군요."

방법은 간단하다. 밤에 잘 때 '내일은 ○○시에 일어나자.'하고 의식하기만 하면 된다. '반드시 일어나고야 말겠어.', '못 일어나면 어쩌지…….' 등과 같이 스트레스를 받으면 오히려 역효과가 나타날 수 있으므로 그리 심각하게 생각하지 않는 것이 비결이다.

만일에 대비해 익숙해질 때까지는 알람을 '보험'으로 이용하면 안심하고 잘 수 있다. 목표 시간보다 좀 늦게 설정해 두고, 울리기 전에 눈을 떴다면 성공으로 간주한다.

"성공한 날은 '잘했어!', '이렇게 머리가 맑으니, 오늘은 일이 잘되겠군!' 등과 같이 스스로를 칭찬해 주세요. 이런 '칭찬'이 동기부여를 해 자기각성의 성공률이 더 높아졌다는 실험 결과도 있으니까요. 또 규칙적인 생활을 하는 것도 자기각성을 습관화하는 지름길입니다."라고 이케다 씨는 조언해 주었다.

자기각성법을 익히면 매일 상쾌한 기분으로 잠에서 깰 수 있다. 당장 시도해 보자.

춘곤증 대책은
수면의 질을 향상시키는 것!

시라하마 류타로, RESM신요코하마 수면·호흡메디컬케어클리닉

봄볕을 쬐면 나른해지면서 꾸벅꾸벅 졸기 십상이다. 자꾸만 감기는 눈꺼풀에 잔뜩 힘을 주며 '어째서 봄엔 이렇게 졸린지 모르겠다'고 투덜거리게 된다.

수면·호흡메디컬케어클리닉의 시라하마 류타로 씨에게 물었다.

"봄에는 해가 일찍 떠서 일조 시간이 길어지지요. 겨울이라면 아직 어두워서 자고 있을 시간에 눈이 떠지는 경우도 있습니다. 또한 새로운 해를 맞이해 직장이나 상사의 변화 등에 의해 왠지 스트레스도 많아지는 때기도 하지요. 그 결과 잠들기 어려워지고 잠이 얕아져 수면 부족 상태가 되기 쉽습니다."

원래 수면 시간은 겨울보다 여름에 짧아지는 경향이 있다. 여름은 밤이 짧고 아침 일찍부터 밝아지기 때문에 아무래도 기상 시간이 빨라지기 쉽다. 일조 시간이 점점 길어지는 봄은 수면이 겨울 모드에서 여름 모드로 전환되는 이행기다. 게다가 직장이나 인간관계

성인의 1일 평균 수면 시간

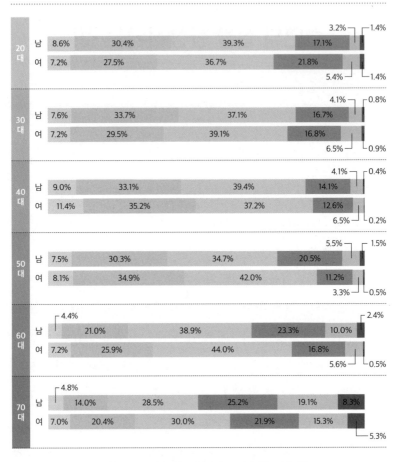

| | | 5시간 미만 | 5시간 이상~6시간 이상 | 6시간 이상~7시간 미만 | 7시간 이상~8시간 미만 | 8시간 이상~9시간 미만 | 9시간 이상 |

20대
남: 8.6% / 30.4% / 39.3% / 17.1% / 3.2% / 1.4%
여: 7.2% / 27.5% / 36.7% / 21.8% / 5.4% / 1.4%

30대
남: 7.6% / 33.7% / 37.1% / 16.7% / 4.1% / 0.8%
여: 7.2% / 29.5% / 39.1% / 16.8% / 6.5% / 0.9%

40대
남: 9.0% / 33.1% / 39.4% / 14.1% / 4.1% / 0.4%
여: 11.4% / 35.2% / 37.2% / 12.6% / 6.5% / 0.2%

50대
남: 7.5% / 30.3% / 34.7% / 20.5% / 5.5% / 1.5%
여: 8.1% / 34.9% / 42.0% / 11.2% / 3.3% / 0.5%

60대
남: 4.4% / 21.0% / 38.9% / 23.3% / 10.0% / 2.4%
여: 7.2% / 25.9% / 44.0% / 16.8% / 5.6% / 0.5%

70대
남: 4.8% / 14.0% / 28.5% / 25.2% / 19.1% / 8.3%
여: 7.0% / 20.4% / 30.0% / 21.9% / 15.3% / 5.3%

5시간 미만 5시간 이상~6시간 이상 6시간 이상~7시간 미만
7시간 이상~8시간 미만 8시간 이상~9시간 미만 9시간 이상

1일 평균 수면 시간이 6시간에 미치지 못하는 사람은 남녀 모두 3명에 1명 이상이다.
남성의 경우 30대와 40대는 4할을 넘는다. 여성의 경우는 50대가 4할 이상, 40대
는 반수 가까이 된다. (후생노동성 2011년 '국민건강·영양조사')

등의 변화가 수면 부족에 박차를 가하고, 이렇게 해서 '봄은 졸린 계절'이 되는 것이다. 그러나 봄에만 졸린 것은 아니다. 직장 다니랴 사생활 영위하랴 바쁜 하루하루를 보내며 만성적 수면 부족 상태에 빠져 있는 회사원들이 매우 많다고 시라하마 씨는 지적한다.

"성인의 수면 시간은 점점 짧아지고 있습니다. 후생노동성의 '국민 건강·영양조사'에 따르면 20~50대 남성의 경우 1일 평균 수면 시간이 6시간에도 미치지 못하는 사람이 4할 전후를 차지하고 있지요."

이 조사를 살펴보면 한창 일할 시기인 청장년층의 수면 시간이 두드러지게 짧다. 남성은 6시간 미만인 경우가 20대 39%, 30대 41%, 40대 42%, 50대 38%인 상황이다. 여성은 20대 35%, 30대 37%, 40대 47%, 50대 43%로 특히 40~50대는 남성 이상으로 심각하다. 직장과 가정을 양립시키느라 밤잠을 줄일 수밖에 없는 상황일 것으로 추측된다.

4시간 수면이 1주간 지속되면 철야와 같다

"잠이 부족한 날이 계속되면 주의력, 판단력, 집중력 등이 저하되어 두뇌 회전이 눈에 띄게 둔해집니다. 자는 시간도 아껴가며 일을 하겠다는 의욕은 좋지만, 업무 능률 관점에서 보면 매우 비효율적이지요."라고 시라하마 씨는 말한다.

수면 시간과 업무 실행력의 관계를 조사한 흥미로운 실험이 있다.[11] 그에 따르면 가령 4시간 수면을 지속한 그룹은 일주일 후에는 하룻밤 철야한 그룹과 비슷한 정도로 작업 실수가 증가했다는 결과가 나왔다. 또한 12일 후에는 이틀 밤을 꼬박 새운 그룹과 비슷한 비율로 어이없는 실수를 저질렀다. 하룻밤 철야를 한 다음 날은 맥주 큰 병 1개를 마셨을 때와 같은 정도로 업무 능력이 저하된다는 연구 보고도 있다.

'그래도 매일 4시간은 자고 있다.'고 자위하는 사람도 그런 상황이 계속되면 업무 능력이 밤을 샌 직후와 같은 정도까지 떨어진다고 하니, 하루 빨리 잘못된 생활 습관을 바로잡기 위해 노력을 기울여야 한다.

"수면 부족으로 주의력이 떨어져 대형 사고 일보 직전의 '아슬아슬한 상황'이 벌어지거나 최악의 경우 실제로 사고로 이어지기도 합니다. 물론 건강에 미치는 악영향도 걱정이지요. 만성적 수면 부족 상태가 지속되면 비만, 고혈압, 당뇨병, 심근경색 등의 발병 위험성이 올라간다고 합니다. 앞만 보고 최대 속도로 질주하다 보면 반드시 어딘가에 여파가 미치게 되지요. 그렇게 되기 전에 수면의 중요성을 조속히 깨달아야 합니다."라고 시라하마 씨는 강조한다.

오전 중에 졸음이 온다면 적신호

그러면 몇 시간이나 자야 안전하다고 할 수 있을까? 여러 차례의 대규모 조사에 의하면 7시간 전후의 수면이 가장 수명을 길게 유지한다는 결과가 나왔다. 다만 적절한 수면 시간은 개인·연령에 따라 다르다. 똑같이 6시간을 자도 그것으로 충분하다는 사람이 있고 많이 부족하게 느끼는 사람도 있다.

먼저 수면 부족 상태가 아닌지 여부를 다음 질문들을 통해 확인해 보자. 예를 들어 오전 중인데 벌써 졸리다, 중요한 회의 중에 꾸벅꾸벅 졸았다, 업무 실수가 많다, 전철을 타면 바로 잠든다…… 등의 사람은 수면 부족 상태일 가능성이 크다.

수면 부족 체크 리스트

☐ 잠자리에서 일어나기가 너무 힘들다.

☐ 오전 중인데 졸음이 온다.

☐ 중요한 회의나 상담 중에 졸음이 와서 집중할 수 없다.

☐ 부주의로 인한 업무 실수가 많아졌다.

☐ 낮잠을 자도 졸리다.

☐ 전철에서 자리에 앉자마자 잠들어 버린다.

☐ 주말엔 평소보다 2시간 이상 많이 잔다.

한 가지라도 해당되면 수면 부족 상태일 가능성이 있고, 해당되는 항목이 많을수록 심각한 수면 부족 상태라고 할 수 있다. 자신에게 수면 시간이 얼마나 필요한지 알고 싶다면 휴일 등을 이용해 알람 없이 일어나 보는 방법을 실천해 보자.

"자연스럽고 기분 좋게 일어나 하루를 활기차게 지낼 수 있어야 합니다. 그런 잠이 그 사람에게 최적의 수면 시간이라고 할 수 있지요. 일주일 정도 알람 없이 눈을 떠보면 자신에게 필요한 수면 시간을 알 수 있습니다."

긴 연휴나 휴가 때 시도해 보기 바란다.

저녁이 되면 넥타이를 풀자

잠이라는 '빚'을 갚고 싶은 마음은 굴뚝같지만, 전액 상환은 어렵다. 그런 경우는 보완책으로 수면의 '질'을 조금이라도 높여 보자. 시라하마 씨가 세 가지 노하우를 알려주었다.

첫 번째 노하우는 저녁 이후의 시간을 보내는 방법에 관한 것이다. 낮의 '전투 모드'(교감신경이 우위인 상태)에서 '이완 모드'(부교감신경이 우위인 상태)로 전환해 순조롭게 잠들 수 있는 상황을 만든다.

"예를 들어 아침엔 넥타이를 조임으로써 경동맥을 가볍게 압박해 전투 모드를 담당하는 교감신경을 흥분시킵니다. '자, 오늘도 힘내

자!'하고 기합을 넣는 것이죠. 그러다 저녁이 되면 넥타이를 느슨하게 풀며 전투 모드를 해제합니다. 이완 모드의 부교감신경을 우위로 전환하는 스위치를 누르는 거예요."

그 밖에도 음악 듣기, 스트레칭 하기, 목욕하기, 아로마테라피, 실내 조명 낮추기, 밤에는 스마트폰이나 메일 확인 안 하기 등등 스위치 전환 방법은 다양하다.

"이렇게 하니까 잠이 잘 오더라, 하는 자기 나름의 '수면 의식'을 만드세요. 그게 습관이 되면 성공입니다."

수면의 질을 높이려면 자정 전에 취침한다

두 번째는 수면의 '골든타임'을 의식하고 효율적으로 자는 것이다.

"일반적으로 오후 10시부터 오전 2시까지는 수면을 촉진하는 멜라토닌이라는 호르몬이 급격히 증가하기 때문에 순조롭게 잠들고 숙면을 취할 수 있습니다. 똑같이 5시간을 자더라도 오전 3시에 자서 8시에 일어나는 것과 밤 12시에 자서 5시에 일어나는 것은 수면의 깊이와 피로 회복도가 다르지요. 짧게 자더라도 기분 좋게 일어나고 싶다면 골든타임이 많이 포함된 시간대에 잠들도록 하는 것이 효율적입니다. 적어도 멜라토닌 분비가 왕성해지는 12시 전에는 잠자리에 들도록 하세요."

그리고 마지막 노하우가 낮에 시간을 보내는 방법에 관한 것이다.

"아침에 일어나면 바로 커튼을 젖히고 햇빛을 쐬세요. 멜라토닌은 아침 햇빛에 의해 만들어집니다. 빛을 받으면 뇌에서 멜라토닌을 분비할 준비가 시작되고 14~16시간 후에 분비량이 많아지는 거니까요. 따라서 아침엔 햇빛을 충분히 받는 일이 무엇보다 중요합니다. 아침 햇빛은 어긋난 체내시계를 수정해 수면 리듬을 정비하는 작용도 하지요. 또 점심 식사 후에 15분 정도 낮잠을 자는 것도 수면 부족을 해소하는 데 도움이 됩니다."

수면이 부족한 사람은 오늘부터 바로 수면의 질과 양을 개선하기 위한 작전에 착수하자.

"유능한 회사원은 충분한 수면을 취하고 있습니다."

수면 부족은 일을 하다 보면 으레 따르게 마련인 것이 아니라, 오히려 '일의 적'인 것이다.

- 06 -

업무 실적을 높이는
잠자기의 기술

기억력이 좋아지는 골든타임을 활용하자
참신한 아이디어는 잠을 잔 후 떠오른다
업무상 실수를 한 날은 억지로 자지 않는 것이 낫다

기억력이 좋아지는
골든타임을 활용하자

구리야마 겐이치, 시가의과대학

학창 시절, 시험 전엔 늘 밤을 새우는 학생들이 많았다. 젊음도 있고 순발력도 있어 시험 기간을 용케 버텨 내긴 했지만, 시험이 끝나자마자 잠도 안 자고 애써 외운 내용을 대부분 잊어버린 안타까운 경험을 한 적은 없는가?

벼락치기 공부가 통하는 학창 시절과 달리 직장인이 되면 임시변통 같은 대처보다 그동안 갈고 닦은 경험과 노하우가 진가를 발휘하는 상황이 많아진다. 무엇보다 나이가 들수록 밤을 새면서 무언가를 한다는 것 자체가 어려워진다. 그렇다면 직장에서 필요한 것들을 확실히 머릿속에 집어넣기 위해서는 어떻게 해야 좋을까? 시가의과대학 정신의학강좌의 구리야마 겐이치 씨에게 질문했다.

"기억한 것을 뇌에 저장하는 방법은 크게 세 가지가 있습니다. 첫째는 당연히 여러 차례 반복 학습하는 것이고 다음은 감정을 동반해 기억하는 것이지요. 깜짝 놀랐거나 기뻤거나 무서웠던 건 싫어도 기억하게 되니까요. 그리고 마지막은 잠을 잘 활용하는 겁니다."

애당초 수면의 목적은 몸과 뇌를 쉬게 하는 것이지만, 그와 함께 그날 기억한 것을 정리해 장기 기억으로서 강화하는 역할도 한다고 한다.

"어떤 것을 외운 후 수면을 취하면 뇌에 그 기억을 새겨 넣을 수 있습니다."

자기 전에 공부하면 기억력이 향상된다!

이런 흥미로운 실험 결과도 있다. 주어진 과제를 보고 빠르고 정확하게 키보드를 치는 연습을 하게 하고 이 연습의 기능 향상이 수면과 어떤 관계가 있는지 알아보았다.

이 실험에서는 12시간마다 연습을 하고 기능 숙달 정도를 조사했다. 한 그룹은 아침 10시와 밤 10시에 연습하고 하룻밤을 잔 후 다음 날 아침 10시에 다시 연습을 했다. 다른 그룹은 밤 10시에 연습하고 하룻밤을 잔 후 다음 날 아침과 밤 10시에 또 연습을 했다. 그 결과는 144쪽의 표를 보면 알 수 있듯이 밤 10시에 1회의 연습만 하고 수면을 취한 그룹의 기능이 월등히 향상되어 있었다.

무언가를 연습하거나 학습할 때는 밤에 공부하고 이후에 충분한 수면을 취하면 효율적으로 기억을 저장할 수 있다. "키보드 입력뿐 아니라 지식·언어 학습 실험에서도 동일한 결과가 나왔습니다."라고 구리야마 씨는 말한다.

잠을 자는 것만으로 어떻게 이런 일이 벌어지는 것일까? 대체 잠자는 동안 무슨 일이 일어나는 것일까?

"수면 중에 뇌 속에서 무슨 일이 일어나고 있는지 자세한 건 아직 알 수 없습니다. 다만 기억을 정리하고 저장하기 위해 뇌의 신경세포 수준에서 어떤 변화가 일어나는 것만은 분명해요. 이건 단순한 휴식으로는 얻을 수 없는 수면만의 탁월한 작용입니다."

기능 숙달 정도가 크게 향상

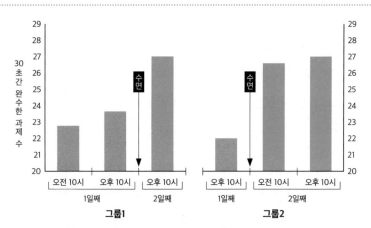

62명이 키보드 입력 과제에 착수했다. 연습을 '아침→밤→(수면)→아침' 방식으로 한 그룹1과 '밤→(수면)→아침→밤' 방식으로 한 그룹2의 입력 기능 숙달 정도를 비교한 결과 후자 쪽이 기능 향상 효과가 빨리 나타났으며 수면 이후 기능이 눈에 띄게 향상되었다. (Matthew P. Walker, et al. Neuron, Vol.35, 1-20, 3 July, 2002)

그렇기 때문에 학창 시절에 밤을 새워가며 열심히 외운 것은 반짝 지식으로 끝나 버릴 수밖에 없었던 것이다.

'아침 활동'은 효율이 나쁘다?

이러한 수면 효과를 업무 능력을 향상시키는 데 활용하려면 어떻게 해야 할까? 구리야마 씨가 수면 효과를 활용해 하루를 보내는 방법에 관해 조언해 주었다.

먼저 아침을 보내는 방법부터. "최근에는 '아침 활동'이 유행하고 있지만, 생체 리듬 관점에서 보면 아침의 학습이나 기능 수련은 꼭 효과적이라고는 할 순 없습니다."라고 구리야마 씨는 지적한다. 아침에는 '수면 관성'이라고 해서, 잠을 깬 후에도 얼마간은 멍한, 두뇌의 공회전 상태가 이어진다. 졸음이 사라지고 두뇌가 제 기능을 할 때까지는 통상 2시간 정도가 걸린다.

"아침에 일어나자마자 뭔가 일을 해야 하는 상황이라면 두뇌를 완전 가동할 필요가 없는 작업부터 시작하세요. 가령 단순한 입력 작업이나 별 고민 없이 처리할 수 있는 메일 송신 등과 같은 일 말입니다. 까다로운 업무는 머리가 완전히 맑아지고 나서 착수하는 것이 현명해요. 물론 아침부터 최상의 컨디션을 자부하는 사람은 예외입니다. 수면 관성에는 개인차가 있어 30분 정도면 해소되는 사람도 있다고 하니까요."

기상하고 나서 2시간이 지나면 심한 수면 부족 상태가 아닌 이상 졸음이 사라지고 뇌는 가동 모드로 돌입한다. 어려운 일이나 까다로운 안건은 이 시간대에 처리하는 것이 안전하다.

오후의 수마는 피할 수 없다

다음 관문은 오후에 찾아온다. 점심 식사 후의 졸음이다. 집중력이 떨어져 업무가 제대로 진척되지 않고 실수도 많아진다. 자칫하면 사고로 이어질 가능성도 있다. 회사원에게는 마의 시간대라 할 수 있다.

"식곤증이라기보다는 인간의 몸이 오후 1~3시쯤에 잠이 오게 되는 생체리듬을 갖고 있기 때문입니다. 대부분의 야생동물이 한 번에 몰아 자지 않고 하루 중 여러 번으로 나눠 자는 습성을 갖고 있는데, 인간도 근대까지는 그런 다상성多相性 수면 습관을 갖고 있었어요. 그런데 150년쯤 전부터 가스등, 전등 등과 같은 인공적 빛이 발달한 이래 밤에 오래 자는 습관이 확립된 겁니다. 오후의 졸음은 그 이전의 습관이 남긴 자취라고 할 수 있지요. 또한 많은 회사원들이 만성적 수면 부족 상태니, 그 영향도 물론 있을 겁니다."

오후의 졸음 대책으로는 '낮잠'을 활용하는 것이 바람직하다.

"짧은 수면으로 두뇌를 효과적으로 쉬게 할 수 있습니다. 하지만 너무 긴 낮잠은 반대로 낮잠 후의 업무 능력을 떨어뜨리고 밤 수면의 질까지 저하되므로 길어야 15~30분으로 제한해야 해요."

취침 한두 시간 전이 학습의 골든타임

낮잠으로 정신이 맑아진 후에는 다시 업무를 원활하게 진행할 수 있는 오후의 골든타임이 된다. 개운해진 머리로 까다로운 안건을 척척 해치우자. 그리고 저녁때 일이 끝나면 술이라도 한 잔 하고 싶지만, 이때부터가 회사원에게 있어 귀중한 자기 수련의 골든타임이다.

"하루 중 가장 안 졸리고 뇌가 활성화되는 건 저녁부터 밤에 걸친 시간대입니다. 특히 취침 1~2시간 전은 (술을 삼간다면) 뇌의 능력이 극대화되는 때예요. 생체리듬 면에서 보면 이 시간대가 일이나 학습에 제일 적합한 때입니다. 그러고 나서 숙면을 취하면 기억한 내용도 쉽게 장기 기억으로 저장되지요."

따라서 퇴근 후에는 실력 향상을 위해 어학원에 다니거나 자격증 취득 공부를 하는 것이 이상적이다. 골프, 테니스 등의 스포츠 교실에 다니거나 체력 훈련을 하는 것도 좋다.

"야간의 골프 연습장에는 퇴근한 회사원들이 몰려듭니다. 연습 후 푹 자면 연습 효과도 한층 커지니, 골프 실력 향상의 지름길이라고 할 수 있지요. 다만 연습량이 너무 많으면 흥분도가 지나쳐서 순조롭게 잠들지 못하거나 수면 시간이 부족해질 우려가 있습니다. 이렇게 되면 수면을 효과적으로 활용할 수 없게 되지요. 취침 직전에는 적당히 자제하며 활동하는 것도 중요한 포인트입니다."

직장에서나 사생활에서 수면의 힘을 잘 활용하면 분명히 효율적으로 실행 능력을 향상시킬 수 있다. 하루를 보다 효율적으로 보내는 방법을 표로 나타내 보았다. 각자 자신에게 맞게 수정해 잠을 든든한 아군으로 만들어 보자.

수면·생체리듬을 고려해 효율적으로 하루를 보내는 방법

시간대	권장하는 일	머리(뇌)의 상태
기상(7시) 직후부터 2시간 후까지	• 부담 없는 메일 보내기 • 신문 읽기 • 문자 입력 등의 단순 작업	아직 졸리고 머리가 멍함
기상 2시간 후(9시)부터 정오까지	• 어려운 일(상담, 프레젠테이션, 자료 작성 등) • 까다로운 안건	두뇌 활동이 정상화되기 시작함
점심식사 후(오후 1~3시)	• 낮잠(15~30분) • 간단한 보고·지시 • 예비 조사	집중력이 떨어져 업무가 진척되지 않고 실수도 많아짐
저녁부터 밤에 걸쳐	• 창조성이 요구되는 업무(계획 입안, 연구 개발, 원고 집필 등) • 학습(영어회화, 스포츠 등)	하루 중 가장 졸리지 않고 뇌 활동이 정점에 달해 있음
취침(0시) 1~2시간 전	• 암기 • 스포츠 반복 훈련 • 악기 연습	직후의 수면에 의해 쉽게 익힐 수 있음

참신한 아이디어는
잠을 잔 후 떠오른다

시라카와 슈이치로, 수면평가연구기구

많은 회사원들이 매주 또는 매월 정기적으로 기획 아이디어를 내야
한다. 그러나 참신한 아이디어를 떠올리기란 쉬운 일이 아니다. 집
중력을 발휘해 몇 시간씩 고민해도 변변찮은 아이디어가 나오지 않
다가 뭔가 다른 작업을 하고 있을 때 불현듯 탁월한 발상이 떠오르
기도 한다. 참신한 아이디어가 잘 탄생하는 시간대는 언제인지, 수
면과의 관계는 어떤지, 수면평가연구기구의 시라카와 슈이치로 씨
에게 물었다.

밤은 생각하기에 적합하지 않은 시간대

"인간의 체온과 신체 능력은 취침하고 나서 19시간 후에 가장 높아
집니다. 뇌의 혈류량도 이때 가장 많아지지요. 다만 기상하고 나서
12시간 정도 지났을 때라는 게 문제예요. 뇌도 피로가 쌓여 활동성

이 떨어져 있기 때문입니다."

뇌는 수면 부족의 영향이 가장 잘 나타나는 기관이다. 잠이 부족하면 기억력, 논리적 사고력 등 뇌의 온갖 기능이 저하된다. 피곤한 뇌에서 멋진 아이디어가 떠오를 리 없다. 실제로 충분한 수면을 취하지 않으면 '언어 유창성'이라는 능력이 떨어진다는 사실이 확인된 바 있다. 언어 유창성은 가령 '사과'라는 명사에 대해 '갉다', '먹다', '깨물다' 등의 관련된 동사를 신속히 대답하는 언어 능력이다.

참신한 기획 아이디어는 언뜻 보기에 관련이 없을 것 같은 여러 가지 사상事象을 연결 지어 만들어 내는 경우도 많다.

장시간 잠을 안 자면 뇌의 작용이 둔해진다

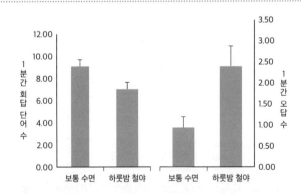

건강한 젊은이 20명을 대상으로 36시간 잠을 자지 않은 경우(하룻밤 철야)와 평소와 같이 수면(7~8시간)을 취한 경우의 '언어 유창성'을 조사했다. 1분간 대답한 단어 수는 수면을 취한 경우가 더 많았고 오답 수는 철야를 한 경우가 더 많았다. (J Sleep Res. 1998 Jun; 7(2): 95-100)

"언어를 서로 관련짓는 언어 유창성이 저하되면 번뜩이는 아이디어를 내놓는 능력도 떨어질 수밖에 없지요."

장시간 잠을 안 자면 뇌의 작용만 둔해지는 것이 아니다. "뇌가 지치면 기분이 가라앉고 부정적 발상을 하게 됩니다. 밤은 생각하는 데 적합하지 않은 시간대인 것이죠."라고 시라카와 씨는 말한다.

아이디어가 떠오르려면 '준비'가 필요하다

두뇌 회전이 좋아지는 것은 충분히 잠을 잔 이후다. 따라서 아이디어를 고민하기 적절한 시간대는 오전 중이다. 기상 직후는 아직 멍한 상태지만, 1~2시간 이상 지나면 본격적으로 잠이 깨고 머리가 잘 돌아가기 시작한다.

"하지만 제로에서부터 아이디어가 번뜩이지는 않겠지요. 그러려면 나름의 준비가 필요합니다."라고 시라카와 씨는 주의를 준다.

미리 주제에 관한 정보를 모으고 이런저런 생각을 충분히 해두는 것이 중요하다. 수면 중에 뇌는 낮의 기억을 정리한다.

"뇌는 하루 동안 얻은 정보를 꺼내기 쉬운 상태로 색인을 만들어 보관합니다. 그리고 다음 날 개선된 뇌의 작용에 의해 기억이 의외의 포인트에서 연결되면서 참신한 아이디어가 탄생하게 되는 것이죠."

"아무도 생각지 못한 천재적 아이디어를 떠올리는 일은 극히 드 뭅니다. 시각을 좀 바꿈으로써 새로운 발상을 떠올리는 게 보통이 지요. 수면 중에 뇌가 정보의 색인화를 진행한 결과 언뜻 보기에 관 계없는 과거의 기억까지 환기되어 탁월한 아이디어가 탄생하게 되 는 겁니다."

먼저 주제에 대해 대충 고민해 보고, 이렇다 할 생각이 떠오르지 않으면 붙들고 늘어지지 말고 잠을 청하자. 우리 뇌는 수면 중에 피 로를 풀면서 정보를 정리하고, 다음 날엔 아이디어를 탄생시키기 쉬운 상태로 변신한다.

때로는 수면 중에 꾼 꿈이 참신한 아이디어로 연결되기도 하는 데, 독일의 화학자 케쿨레는 우로보로스(자신의 꼬리를 삼킨 전설의 뱀) 가 나온 꿈을 꾸고 이튿날 아침에 벤젠 고리benzene ring를 발견했다고 한다. 새벽녘에 꾼 꿈이나 잠에서 깰 때 떠오른 아이디어는 잊어버 리기 쉽기 때문에 평소 머리맡에 메모지를 비치해 두는 것도 좋은 방법이다.

시라카와 씨는 이렇게 말한다. "수면 부족 상태가 계속되면 메모 를 할 정신이 있을까요? 그런 의미에서도 평소 규칙적으로 충분한 수면을 취하는 것이 중요합니다."

오후 회의가 있을 때는 미리 짧은 낮잠을 잔다

회사에서는 오후에 회의를 하는 경우도 많다. 그런데 오후 2시부터 3시까지는 생체리듬 면에서 보면 가장 졸음이 강해지는 시간대다. 당연히 두뇌 회전도 느려진다. 따라서 회의 참석자의 눈길을 끌 만한 예리한 발언을 하고 싶다면, 회의 1~3시간 전에 15분 정도 낮잠을 자두는 게 좋다.

이때 포인트는 당연히 누워서 자지 않는 것. 자리에 누우면 잠이 깊어져서 눈을 떠도 머리가 멍해 있는 시간이 길어진다. 의자나 소파에 기대어 눈을 감고 조는 정도가 좋다. "앉은 자세에서는 체온도 내려가지 않으니 일어나서 바로 활동할 수 있습니다."라는 시라카와 씨. 낮잠 직전에 커피를 마셔 두는 것도 좋다(55쪽 참조).

번뜩이는 아이디어도 뇌의 작용에 의해 만들어진다. 수면 부족 상태가 되면 뇌 기능 전반이 저하되어 우울증에 걸릴 우려도 있다. 특히 창조적인 일을 하는 사람들은 평소에 충분히 수면을 취하는 것이 무엇보다 중요하다.

여기서 주의하자. 앞에서 말했듯이 학습은 자기 전에 하는 것이 효과가 있지만, 좋은 아이디어는 자고 난 다음에 잘 떠오른다. 수면을 잘 취해야 하는 이유다.

저녁 식사와 알코올에도 주의하자

기본은 규칙적인 수면 리듬을 만드는 것이다. 매일 같은 시간에 잠자리에 들고 같은 시간에 일어나는 것이 이상적이다. "휴일에는 늦잠으로 잠을 비축해 두는 회사원도 많지만, 뇌의 완전 가동을 위해서는 휴일에도 리듬이 변하지 않는 게 좋습니다. 휴일에 늦게까지 자는 아이일수록 성적이 나쁘다는 데이터도 있어요."라는 시라카와 씨는 말한다.

위에 음식물이 들어 있어 소화 활동이 왕성하게 벌어지고 있는 동안에도 우리 몸은 휴식 모드로 들어가기 어렵다. 저녁 식사는 취침 3시간 전까지 마치자.

적당량의 알코올은 스트레스 해소에 도움이 되지만, 숙면을 위해서라면 음주는 별 효과가 없다. 약간의 알코올은 오히려 신경을 흥분시켜 잠들기 힘들게 하고, 대량으로 마시면 잠은 잘 오는 대신 수면의 깊이가 얕아져 새벽에 자주 눈을 뜨게 될 가능성이 높다.

업무상 실수를 한 날은
억지로 자지 않는 것이 낫다

우치야마 마코토, 니혼대학 의학부

'잠을 안 자면 기억이 저장되지 않기 때문에 시험 전날 밤을 새는 것은 효과가 없다'는 그럴싸한 이야기를 학창 시절에 들어본 적이 있을 것이다. 그런데 이 속설이 반드시 정답이라고 할 수는 없는 것 같다. "평소 공부를 하지 않는 학생이라면 밤을 새워 시험을 준비하는 편이 절대적으로 유리하지요."라고 니혼대학 의학부 교수인 우치야마 마코토 씨는 말한다.

"물론 평소에 시험 과목을 열심히 공부한 학생은 시험 볼 때 두뇌 회전이 잘되도록 충분히 수면을 취해야 합니다. 하지만 애초에 관련 지식이 없다면 잠을 줄여서라도 조금이라도 머리에 더 채워 넣어야 하겠지요. 저도 학교 다닐 때 잠을 푹 자고 시험 본 적은 한 번도 없었습니다.(웃음)"

그건 그렇지만, 기억을 확실히 저장하기 위해서는 충분한 수면을 취하는 편이 낫다는 것은 틀림없지 않느냐고 물어보았다.

"반드시 그렇다고 단언할 수는 없습니다. 다양한 주장들이 있지만, 확고부동한 결론은 나오지 않은 상태니까요."라고 우치야마 씨는 의외의 답변을 내놓았다.

어떻게 된 일인지 상세히 알아보자.

연습 중엔 느껴지지 않지만 다음 날엔 실력이 늘어 있다

기억은 크게 단기기억과 장기기억으로, 장기기억은 다시 진술기억(현재顯在 기억)과 절차기억(잠재기억)으로 나눌 수 있다.

단기 기억은 이를테면 음성으로 들은 전화번호를 기억해 전화를 걸거나 비밀번호를 외워 컴퓨터에 입력하는 것과 같은 순간적인 기억이다. 다음 작업으로 넘어갈 때는 대부분 잊어버리게 된다. 한편 장기기억은 어느 정도 시간이 지나도 남아 있는 기억이다. 그 중 지식이나 체험 등과 같이 언어화할 수 있는 것을 진술기억, 헤엄치는 법, 자전거 타는 법 등과 같이 말로 나타내기 어려운 기능을 절차기억이라고 부른다.

먼저 장기기억과 수면의 관계에 대해 물어보았다. "진술기억은 확실치 않지만, 스포츠나 악기 연주 등에 관련된 절차기억은 잠을 푹 자면 더 잘 저장되는 게 분명합니다."라는 우치야마 씨.

절차기억이 연습 후 수면을 취함으로써 보다 확실히 저장된다는 것은 이스라엘의 와이즈만연구소의 연구에 의해 실증되었다.[12] 우치야마 씨는 "골프연습장에 가서 몇 시간 연습해도 그 날은 능숙해진 느낌이 전혀 들지 않았는데, 다음 날 스윙을 해보면 갑자기 실력이 는 것 같아 깜짝 놀라는 사람들이 많습니다."라고 일례를 들어주었다. 여러분도 이런 경험을 한 적이 있는가? 만일 그렇다면 그것은 결코 기분 탓이 아니다.

절차기억은 연습한 날 밤에 잘 자는 것이 중요하다. 연습한 날 철야를 하고 그 다음날 충분히 잔다고 해도 기능이 향상된 모습을 확인할 수 없다고 한다.[13]

수면은 대뇌가 활동하며 꿈을 꾸고 있는 상태인 렘수면과 대뇌가 쉬고 있는 상태인 논렘수면으로 구분할 수 있는데, 우치야마 씨에 따르면 '절차기억은 논렘수면 중에 저장될 가능성이 높다'고 한다.

"뇌에 어떤 기능(절차기억)을 저장하기 위해 연습을 반복하면 그에 관련된 두툼한 신경망이 만들어짐과 동시에 잡다하고 가느다란 신경망도 여러 개 형성됩니다. 그런데 잡다한 신경망은 저장된 기능을 발휘할 때 소음처럼 방해되는 존재가 될 가능성이 있지요. 아마도 논렘수면 중에는 굵은 신경망만 남아 절차기억이 더 확실히 저장되는 것이 아닌가, 추측하고 있습니다."

야간의 격렬한 운동은 잠들기 어렵게 만들기 때문에 바람직하지 않다. 그러나 골프의 스윙이나 악기 연주 등과 같이 운동 부하가 낮고 연습을 통해 숙련될 필요가 있는 동작의 경우는 야간 연습이 상당히 효과적이다.

시가의과대학 정신의학강좌의 구리야마 겐이치 준교수의 실험에 의해 단기기억 능력도 수면에 의해 향상된다는 사실이 확인된 바 있다. 이 검증에는 'N백 과제'가 이용되었다. 1회당 4개의 전구 중 하나를 끄는 방식으로, 그 패턴이 차례차례 바뀌는 과정에서 바로 전에는 몇 번째 전구가 꺼져 있었는지, 또 그 전에는 어땠는지 식으로 몇 회 전까지 대답할 수 있는지를 판정하는 단기기억력 테스트다. 테스트는 7~10시간의 간격을 두고 3회 실시되었는데, 그 사이에 수면을 취했더니 성적이 훨씬 좋아졌다.[14]

장기기억에 비해 단기기억은 경시되기 쉽지만, 일터에서는 의외로 무시할 수 없는 능력이다. 업무A를 하려고 할 때 상사가 업무B와 C를 지시한다. 그런데 상사의 말을 받아 적다가 A에 대해 순간적으로 잊고 만다. 그런 흔하디흔한 실수를 줄일 수 있을지도 모른다. 애당초 순간적 기억력이 향상된다는 것은 그만큼 두뇌 회전이 빨라졌다는 증거가 아닐까?

앞에서 말한 것처럼 숙면을 취한 후에는 '탁월한 아이디어'도 잘 탄생한다. 실제로 잠에서 깨는 과정에서 멋진 기획안을 떠올린 사람이 적지 않다고 한다. 독일 뤼벡대학의 연구팀은 '언뜻 보기에 난해하지만, 숨겨진 법칙성을 찾으면 정답을 간단히 알 수 있는' 버라

기억의 종류

단기 기억		순간적 기억
장기 기억	진술 기억	언어화할 수 있는 지식과 체험
	절차 기억	몸으로 익히는 기능

이어티 프로그램의 퀴즈 같은 문제를 만들었다. '순간의 번뜩이는 발상'이 떠오르지 않으면 정상적 방식으로는 아무리 고민해도 풀기 어려운 문제다. 그 결과 밤에는 그 법칙성을 알아채는 사람이 적었지만, 일단 수면을 취하고 다음날 아침에 다시 도전하자 많은 사람들이 발견에 성공했다고 한다.[15]

이 실험에서 주의해야 할 포인트는 일단 잠들기 전에 고민을 실컷 했다는 사실이다. 아무런 생각도 하지 않고 잠을 자봤자 번뜩이는 순간은 찾아오지 않는다. 곰곰이 생각에 생각을 거듭하다 잠이 든다면 고맙게도 머릿속 난쟁이들이 부지런히 일을 해줄 것이다.

일진이 안 좋은 날은 잠을 안 자도 된다

마지막으로 '잘 잊어버리는 방법'을 소개하겠다. 상사의 질책, 사랑하는 가족의 죽음 등등 누구나 살아가면서 갖가지 괴로움을 겪게 된다. 안 좋은 일이 있으면 '그냥 푹 자면서 잊어버리자.'하고 생각하게 되는데, 평소엔 베개에 머리만 대면 잠들었지만 그럴 때는 아무리 누워 있어도 눈이 더 말똥말똥해질 뿐이다. "그럴 때는 오히려 잠을 안 자는 편이 낫습니다."라고 우치야마 씨는 말한다.

앞에서 언급한 구리야마 준교수의 실험에서 공포감을 유발하는 교통사고 동영상을 반복해 보여준 후 잠을 잔 경우와 밤을 샌 경우로 나눠 그 다음 날의 반응을 조사했다. 의외로 다음 날 자동차를 봤을 때 공포감이나 발한 등의 스트레스 반응은 밤을 샌 사람들 쪽이 더 적었다.[16] 이 결과를 보면 공포의 기억도 수면을 취함으로써 더 머릿속 깊숙이 저장되는 것 같다. 괴로운 일이 있을 때 쉽게 잠들지 못하는 것은 그것을 잊기 위한 본능적 방어 반응일지도 모른다.

시험 공부와 같이 지식을 기억하고 저장하는 진술기억과의 관계는 아직 분명치 않지만, 기능을 습득하는 절차기억과 단기기억의 능력은 수면을 취하면 더욱 향상된다. 아무리 곰곰이 생각해도 기발한 아이디어가 떠오르지 않을 때는 그냥 잠을 청하는 게 낫다. 좋지 않은 일이 있어서 잠들기 어려울 때는 '잊어버리기 위해' 억지로 자지 말자. 여기서 소개한 '기억과 수면'에 관한 최신 정보가 여러분의 일상생활에 도움이 되길 바란다.

- 07 -

수면의 질을 높여
피로를 풀자

수면의 질을 결정하는 베개 높이와 이불 속 온도
밤에 술자리가 잦은 사람은 공격적 낮잠과 예방 주스 한 잔을!
잠이 안 오는 밤에는 '아- 수면법'을 시도하자
운동을 습관화하면 젊은이처럼 잘 수 있다
수면을 식사로 제어한다

수면의 질을 결정하는
베개 높이와 이불 속 온도

시무라 요지, 도쿄니시카와 일본수면과학연구소

하루의 피로를 풀고 다음날도 열정적으로 일하기 위해서는 무엇보다 잠을 푹 자야 한다. 숙면을 취하기 위해서는 '침구' 선택에도 주의를 기울일 필요가 있는데, 설령 짧은 시간을 자더라도 소파에서 조는 것보다 침대에 눕는 편이 피로를 푸는 데 도움이 된다. 아마도 많은 사람들이 경험한 바 있는 사실일 것이다.

"침구의 기본은 베개, 요, 이불이지요. 각각의 역할에 충실한 침구를 '잘 선택하는 것'이 양질의 수면을 위한 기본 조건입니다."라고 일본수면과학연구소의 시무라 요지 씨는 말한다.

베개는 단순히 '머리를 올려놓는 곳'이 아니다

자신에게 맞는 베개를 선택하기란 의외로 어렵다. '베개가 바뀌면 잠을 못 잔다'는 말도 있듯이 베개는 수면에 큰 영향을 미친다. 평소에 잠을 잘 못 자는 사람은 베개를 바꿔 보는 것도 하나의 방법이다.

"베개에 관한 가장 큰 오해는 '그냥 머리를 떠받치는 도구'라고 생각하는 거죠. 베개는 머리뿐 아니라 목도 지탱해 주는 중요한 침구입니다."라고 시무라 씨는 지적한다.

베개에 머리만 올려놓고 목을 떠 있게 만드는 것은 잘못이다. 어깨까지 베개에 닿도록 머리와 목을 완전히 베개 위에 얹는다. 그러기 위해서는 베개가 어느 정도 커야 하는데, 실제로 최근에는 베개가 점점 커지는 추세라고 한다.

베개의 모양은 '가운데가 우묵하게 들어간 도넛형이 좋다'는 시무라 씨. 그 움푹 들어간 부분에 후두부를 집어넣는 이미지를 떠올리면 된다. 가운데가 우묵하면 머리부터 후두부까지가 베개에 밀착되기 쉽다.

경도^{硬度}도 신경 쓰이는 부분이긴 하지만, 베개에서 가장 중요한 것은 높이다. 최근에는 사람마다 조금씩 다른 후두부의 모양을 정확히 재어 제작하는 맞춤 베개도 인기를 끌고 있다. 시판되는 베개를 고를 때도 미리 자신에게 맞는 높이를 알고 있으면 편리하다.

"벽이나 기둥에 견갑골을 대고 턱을 약간 당기고 후두부는 붙이지 않습니다. 그 자세로 후두부의 돌출된 부분과 목의 우묵한 부분이 각각 벽에서 몇 센티미터 떨어져 있는지 재어 보세요."

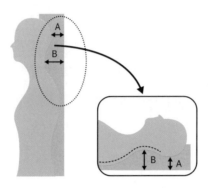

벽이나 기둥에 견갑골을 대고 턱을 약간 당기고 후두부는 붙이지 않는다. 그 자세로
후두부의 돌출된 부분(A)과 목의 우묵한 부분(B)이 각각 벽에서 몇 센티미터 떨어져
있는지 잰다.

    수치는 사람마다 다르지만, 대충 목 부분이 5~9센티미터, 후두부
가 2~6센티미터 정도다.

    베갯속은 메밀 껍질, 파이프 등의 딱딱한 것부터 솜, 깃털 등의 부
드러운 것까지 다양하다. 기본적으로는 개인의 취향에 맞게 고르면
되지만, 푹신한 베개는 너무 많이 가라앉을 수도 있기 때문에 실제
로 베어 보고 구입하는 것이 좋다.

바른 자세를 유지해 체압을 분산시킨다

잠자리에서 몸을 지탱해 주는 요는 두 가지 역할을 한다.

먼저 수면 자세 유지의 역할이다. "정형외과 의사도 늘 말하듯이 똑바로 서 있는 상태를 그대로 눕힌 것이 자연스럽고 무리 없는 자세입니다."라고 시무라 씨는 말한다.

또 하나는 체압(몸에 가하는 압력)의 분산이다. 천장을 보고 누웠을 때 가장 체중이 많이 가해지는 부분은 허리다. 일본수면과학연구소에 의하면 머리에 8%, 다리에 15%의 체중이 가해지는 데 비해 가슴(뒤쪽)에 33%, 허리에 44%나 체중이 가해진다고 한다. 따라서 요가 너무 푹신하면 허리 부분이 가라앉아 몸이 V자 모양이 되고 만다.

그래서인지 푹신한 요는 무조건 몸에 나쁘다고 믿고 있는 사람도 많다. "요가 너무 딱딱해도 몸의 튀어나온 부분에 부담이 가기 때문에 좋지 않아요. 체중도 관계가 있는데, 몸무게가 많이 나가는 사람은 몸을 확실히 받쳐주는 좀 딱딱한 요, 가벼운 사람은 푹신한 요를 권장합니다."

수면 자세를 유지하는 데는 딱딱한 요가 좋지만, 체압 분산에는 푹신한 요가 좋다. 요는 그 상반된 요소의 조화가 중요하므로 지나치게 딱딱하거나 푹신하지 않은 것을 고르자.

요의 소재로는 실크솜이나 우레탄이 쓰인다. 실크솜은 흡습·발산성이 좋아 잘 물크러지지 않는다. 한편 우레탄은 내구성이 뛰어난 장점이 있어 어느 쪽이 좋다고 간단히 말할 수는 없다. 우레탄의 경우 바닥에 계속 깔아두면 곰팡이가 필 수 있기 때문에 가끔 세워 놓고 바람을 쐬어줘야 한다. 곰팡이 방지를 위해서는 대나 띠로 발처럼 엮은 침대를 활용하는 방법도 있다. 우레탄 요 중에는 표면이 점자 블록처럼 되어 있는 것도 있다. 이것을 이용하면 우리 몸에 압력이 가해지지 않는 부분이 여러 군데 생겨 혈액 순환을 돕게 된다고 한다.

요와 베개의 높이도 관계가 있다. 요가 푹신하면 몸이 더 많이 가라앉기 때문에 상대적으로 베개가 높아지게 된다. 따라서 푹신한 요를 쓰고 있다면 낮은 베개를 선택하는 것이 좋다.

요에 가해지는 체압의 분포

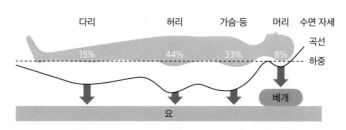

천장을 보고 누웠을 때 가장 체중이 많이 가해지는 것은 허리 부분이다. 요가 너무 푹신하면 허리 부분이 가라앉아 몸이 V자 모양이 되고 만다.

이불 속은 33±1℃가 이상적

수면 중에는 체온이 내려가기 때문에 요는 필요 이상으로 체온을 낮추지 않도록 보온력이 필요하다. 이불 속의 온도와 습도는 잠자리 기분을 좌우한다고 한다.

"이불 속의 온도는 33±1℃, 습도는 50±5%가 이상적입니다. 이것은 연중 변하지 않기 때문에 이 수치를 맞출 수 있도록 이불의 종류 등을 잘 선택해야 합니다."

도쿄니시카와는 평균 연령 22.5세의 여성 6명을 대상으로 이불 속 온도와 수면의 질과의 관계를 조사했다. 그 결과는 이불 속 온도가 33℃일 때 논렘수면(깊은 잠)의 비율이 높아져 수면의 질이 가장 좋았다. 참고로 도쿄니시카와에서는 실온이 15℃ 전후일 때는 깃털이불을, 20℃ 전후일 때는 솜이불을 권장하고 있다.

여름이 되면 최저 기온이 25℃ 밑으로 내려가지 않는 열대야가 이어지기도 한다. "열대야일 때는 이불 따위 걷어차고 싶은 기분도 들지만 이불을 제대로 덮지 않으면 여름 감기의 원인이 됩니다. 적어도 배에 큰 수건 정도는 덮어 주세요."라고 시무라 씨는 조언한다. 땀을 흡수하기 위해 잠옷도 꼭 입는 게 좋다.

침구는 수면의 질을 좌우하는 요소다. 자신의 몸에 맞지 않는 베개나 요를 사용하다가 불면증에 걸리기도 한다. 매일 느껴지는 수면의 질에 만족하지 못하고 있다면 과감히 침구를 바꿔 보기 바란다.

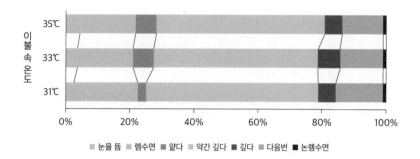

평균 연령 22.5세의 여성 6명을 대상으로 이불 속 온도와 수면의 질과의 관계를 조사했다. 그 결과는 이불 속 온도가 33℃일 때가 논렘수면(깊은 잠)의 비율이 높아져 수면의 질이 가장 좋았다. 그림 속 수면의 비율을 나타내는 수치는 모니터 6명의 평균값이다. (일본수면과학연구소와 하시모토생리인류연구소의 공동 연구에서)

밤에 술자리가 잦은 사람은
공격적 낮잠과 예방 주스 한 잔을!

고바야시 다카노리, 수면 컨설턴트·뉴로스페이스

고객을 접대하는 일이 많은 영업부 직원들은 아무래도 술자리가 잦아지기 마련이다. 알코올은 수면의 질을 떨어뜨리고 귀가를 늦어지게 해 수면 시간까지 빼앗는다. 많은 기업에서 수면 컨설턴트를 담당하고 있는 뉴로스페이스의 고바야시 다카노리 씨가 '술자리가 잦은' 회사원을 위한 수면 개선법을 알려 주었다.

술을 마시면 졸리기 때문에 오해하는 사람도 많지만, 알코올은 쾌면으로 이어지지 않는다. 과음을 하면 잠은 빨리 들지만, 교감신경이 작용해 수면이 얕아지거나 이뇨작용으로 새벽에 자주 잠을 깨기 쉽다. 실제로 술을 마실 기회가 잦은 사람이 수면의 질이 나빠져 고민하는 경우가 많다고 한다.

'기본은 과음하지 않는 것'이라고 고바야시 씨는 말한다. 덧붙여 '음주 전 준비'에 주의를 기울여야 한다. 특히 많은 사람들이 가볍게 치부하는 '빈속에 맥주'가 그날 밤 수면의 질에 영향을 미친다고 한다.

"텅 빈 위에 맥주를 흘려보내면 알코올이 더 강하게 작용하게 되지요. 사전에 야채 주스나 미네랄워터 등을 마셔 두면 알코올이 천천히 흡수됩니다. 저는 토마토 주스를 잘 마시는데, 물만 미리 마셔도 수면에 대한 악영향을 줄일 수 있어요."

술자리가 잦은 사람이 수면을 개선하기 위해 주의해야 할 점을 정리해 보았다.

- 과음하지 않는다.
- 빈속에 술을 마시지 않는다.
- 밤늦게까지 해장라면 등의 음식물을 먹지 않는다.
- 술자리가 파한 후 귀가 전철이나 버스에서 자지 않는다.

밤의 과식은 수면에도 악영향

밤참으로 먹는 라면이 몸에 좋지 않다는 것은 상식으로 통한다. 취침 직전에 섭취한 칼로리는 근육에서 소비되지 않고 체지방으로 남기 쉬워 비만이나 생활습관병으로 이어질 가능성이 높다. 게다가 수면에도 악영향을 미친다고 한다. 그 결과 수면의 질이 나빠지는 것이다.

"잠을 잘 때는 양질의 수면을 위해 심부체온이 내려가야 하는데, 밤에 과식을 하면 소화활동이 길어져서 심부체온이 순조롭게 떨어지지 않습니다. 다음 날 기분 좋게 일어나고 싶으면 기상하기 10시간 전까지는 식사를 마치는 것이 이상적입니다."

아침 6시에 일어나는 사람이라면 밤 8시까지 저녁 식사를 해야 한다는 계산이 나온다. 술자리가 있는 날은 어쩔 수 없지만, 평소에는 가능하면 규칙으로 정해 두고 지키도록 하자.

영업 담당자는 오후 시간의 대부분을 고객과 상담이나 회의를 하는 데 써버리는 경우가 많다. 그런데 '며칠간 접대가 이어져 잠이 부족해지면 점심 식사 후 참을 수 없이 졸리기도 한다.'는 어려움을 토로하는 사람이 많다. 점심 식사 후에 졸음이 밀려오는 데는 혈당값과 체내시계라는 두 가지 이유가 있다.

혈당값이 급격히 상승하면 대량의 인슐린이 분비되고, 그로 인해 다시 혈당값이 갑자기 떨어지면 졸음이 오게 된다. 혈당값의 급상승을 막으려면 그 수치를 올리는 당질을 섭취하기 전에 다른 종류의 음식물을 위장으로 내려 보내는 것이 좋다. "특히 채소부터 섭취하면 혈당값이 급상승하는 것을 예방할 수 있습니다."라고 고바야시 씨는 조언한다.

'공격적 낮잠'으로 술자리를 이겨 낸다

오후에 졸음이 오는 것은 점심 식사 때문만은 아니다. "체내시계의 구조상 원래 기상하고 나서 7~8시간 후엔 눈꺼풀이 감기게 되어 있습니다. 그 전에 잠에서 깨고 나서 6시간쯤 후에 낮잠을 자 두는 예방법도 있어요."

기상하고 나서 6시간 후라고 하면 대부분의 회사원에게는 점심시간에 해당한다. 낮잠을 자기에는 안성맞춤의 시간이다. 점심 식사 후나 이동 시간 등을 이용해 낮잠을 자두면 오후의 졸음을 예방할 수 있다. 고바야시 씨는 졸음이 오기 전 예방 차원에서의 낮잠이라고 해서 이것을 '공격적 낮잠'이라고 부른다.

낮잠은 시간대도 중요하다. 15분 정도의 낮잠이라도 오후 6시 이후에 자면 밤 수면에 악영향을 미칠 가능성이 있다. 특히 저녁에 이용하는 퇴근길 전철에서는 최대한 졸려도 참도록 한다. 술자리 약속이 있는 날에는 오후에 시간을 할애해 미리 낮잠을 자두자. 아무래도 졸음을 참지 못할 것 같으면 퇴근 전철에서는 아예 자리에 앉지 않는 것도 효과적 방법이다.

기상 11시간 후에 몸을 움직이는 습관을

영업 사원은 휴일에도 긴장을 늦출 수 없다. 접대용 골프라도 치는 날이면 평상시보다 더 일찍 일어나야 한다. 이른 아침부터 운동을 해야 해서 빨리 잠을 깨고 싶을 때는 기상 후에 뜨거운 물로 샤워를 하는 것이 좋다.

"인위적으로 심부체온을 올려주면 근육을 더 잘 쓸 수 있게 됩니다."

심부체온은 하루 종일 변동하고 있다. 가장 높아지는 것은 기상 11시간 후이고, 밤이 깊어지면서 내려가면 잠이 오게 된다.

심부체온이 제일 높은 시간대에 운동을 함으로써 체온을 더 올려두면 숙면에 도움을 줄 수 있다. 본격적인 운동을 할 여건이 안 된다면 걷기나 스트레칭 정도라도 관계없다(47쪽 참조).

"이 시간대에 몸을 움직이면 심부체온의 변동 폭이 커져 푹 잘 수 있게 됩니다. 또 수면 직후에 분비되는 성장 호르몬의 양도 증가하고 수면의 질도 좋아지지요."

심부체온이 가장 낮아지는 것은 기상하고 나서 22시간 후로, 아침 6시에 일어나는 사람이라면 새벽 4시경이다. 이 시간대에 깨어 있으면 몸에 가해지는 부담이 크므로 밤을 새서 일을 하더라도 이때만은 잠깐이라도 수면을 취하는 것이 좋다. 철야를 피할 수 없다면 저녁때 잠깐 선잠을 자 두는 것도 좋은 방법이다.

잠이 안 오는 밤에는
'아- 수면법'을 시도하자

모리시타 가츠야, 모리시타클리닉

불면증은 크게 두 종류로 나눌 수 있다. 하나는 스트레스나 잘못된 생활습관에 의한 경우고, 또 하나는 질환이 원인인 경우다.

"잘 알려져 있지 않지만, 불면을 일으키는 원인이 다른 질환일 수도 있습니다. 진짜 원인을 모르고 안이하게 수면제를 복용하거나 술을 마시면 점점 병이 진행될 위험성이 커지지요. 먼저 불면의 배경에 다른 병이 숨어 있지는 않은지 확인해 보는 과정이 필요합니다."라고 모리시타클리닉의 모리시타 가츠야 씨는 지적한다.

상담 중에도 갑자기 잠드는 '기면병'

수면과 관련된 질환에는 어떤 것이 있을까? '수면시무호흡증후군'은 말 그대로 잠을 잘 때 호흡이 멈추는 병이다. 2003년에 산요신칸센의 기관사가 이 병으로 인해 졸음 사고를 일으켜 널리 알려지게 되었다. '10초 이상의 무호흡이 1시간에 5회 이상 또는 하룻밤에 30회 이상' 나타날 때 이 병으로 분류된다.

호흡이 정지되어 괴로워지면 자연히 재개되지만, 그때마다 신체에 가해지는 스트레스가 상당하다. 당연히 수면의 질도 나빠진다.

"목 안쪽 근육이 늘어져 수면 중에 기도를 폐쇄해 버리는 것이 원인으로, 중·노년층에 잘 나타납니다." 수면무호흡증후군에 걸리면 생활습관병의 발병 위험성도 커진다. 토라노몬병원 수면센터가 751명의 환자를 조사한 결과 63.8%가 고혈압, 51.1%가 고지혈증, 17.7%가 당뇨병을 합병증으로 갖고 있었다.

다음은 '수면상후퇴증후군'으로, '올빼미형'이라고 지칭하기도 한다. 밤에는 좀처럼 잠들지 못하고 아침엔 좀처럼 일어나지 못한다. 단순히 생활 리듬이 보통 사람과 다른 것으로 볼 수도 있지만, 지각하는 습관이 도저히 고쳐지지 않는 등 사회생활에 지장을 초래하는 경우는 병으로 간주한다.

아침에 일어나지 못하는 것은 밤에 잠자리에 드는 시간이 늦기 때문이라고 생각하기 쉽다. 그러나 이 병에 걸린 사람은 체내시계가 어긋나 있기 때문에 억지로 일찍 일어나도 심야가 될 때까지 졸리지 않는다고 한다. 광조사光照射요법이나 약물 치료로 조금씩 수면의 리듬을 수정해 갈 필요가 있다.

드물게 '기면병'도 있다. 중요한 상담 도중에 갑작스레 잠들어 버려 주위 사람들을 놀라게 하기도 한다. 잠을 자다 가위눌리는 경우도 많다. 일본에서는 500명에 1명의 비율로 나타난다. "오렉신이라는 뇌내 신경전달물질이 부족해 일어나는 선천적 질병입니다. 약물 요법으로 개선할 수 있으니 반드시 병원에 다녀야 합니다."라고 모리시타 씨는 말한다.

갱년기 증상 중 하나인 불면증

생리 일주일 전에는 오후에 졸음이 쏟아진다고 어려움을 호소하는 여성도 적지 않은데, 이러한 수면장애 증상은 '월경전증후군'에 속한다. 배란기에 분비되는 황체 호르몬(프로게스테론)에 의해 일어난다.

"황체 호르몬이 뇌에 작용해 졸음과 두통을 일으킵니다. 밤에 잠을 못 자는 경우도 있어요. 호르몬 보충 요법이나 한약으로 대처할 수 있습니다."

갱년기 증상으로 불면증이 나타나는 사람도 많다. 한 조사에 따르면 갱년기 여성의 절반가량이 불면증을 앓고 있다고 한다. 호르몬의 균형이 급격히 깨지면서 일어나는 자율신경의 혼란이 원인으로 지목되고 있다. 그 밖에 혈압이나 콜레스테롤을 낮추는 약의 부작용으로 나타나는 '약제성 수면장애' 등이 있다. 또한 우울증에 걸리면 불면증이 찾아오는 경우가 대부분이다.

먼저 179쪽의 '수면장애 자가진단 테스트'를 해보자. 절반 이상의 항목에 표시를 했다면 해당 질환에 걸렸을 가능성이 높으므로 가볍게 넘기지 말고 의사의 진단을 받아 보기 바란다.

간단한 '아- 수면법'

'수면장애 자가진단 테스트'에 표시된 항목이 절반 이내라면 '질환의 원인이 불면증'일 가능성은 적다. 스트레스나 잘못된 생활습관에 의해 나타나는 불면증인 셈이다. 불면증을 앓고 있는 사람들의 가장 큰 고민은 '졸린데 잠을 못 잔다'는 것이다. 밤에 녹초가 되어 침대에 누웠는데 눈은 갈수록 초롱초롱해진다. '잠을 자야 해!'하며 초조해할수록 잠은 점점 더 멀어져만 간다. 매일 밤은 아니더라도 다음 날 중요한 일이 있을 때 경험한 적이 있을 것이다.

그럴 때는 모리시타 씨가 제안하는 '아- 수면법'을 꼭 시도해 보기 바란다. 방법은 아주 간단하다.

① 천장을 보고 누워 발은 어깨 폭만큼 벌린다. 손바닥은 아래로 향한 채 요 위에 둔다. 베개는 사용하지 않는 것이 원칙이지만, 원한다면 수건 등을 접어 낮은 베개를 만든다.
② 턱을 약간 젖히고 입의 힘을 빼면서 벌린다.

③ 아무 것도 생각하지 말고 마음속으로 '아-'하고 수십 초 중얼거
　린다.

이것뿐이다. 한 번에 안 되면 여러 차례 '아-'를 반복하면 된다. 포
인트는 '근육의 이완'과 '생각하지 않기'다. "이 과정이 순조롭게 이
루어지면 곧 잠들 수 있습니다."라고 모리시타 씨는 단언한다. 좀
더 상세히 살펴보자.

떠오르는 잡념을 '아-'로 지운다

옆으로 누워 자는 사람도 많지만, 가장 긴장이 이완되는 것은 똑바
로 누운 자세다. 베개를 베지 않는 것은 하루의 대부분을 앞으로 구
부리고 있는 목의 힘을 빼주기 위해서다. 또 입을 벌리면 전신의 힘
이 빠진다. "잠이 오지 않을 때는 턱에 힘이 들어가 있기 마련이지
요. 전신의 긴장을 풀어주려면 제일 먼저 턱의 힘을 빼야 합니다."
라고 모리시타 씨는 설명한다.
　입을 벌리고 있지만 호흡은 코로 해야 한다. 입 호흡의 경우 점막
이 마르고 바이러스 등도 침투하기 쉬운 반면에 코로 호흡하면 뇌
로 산소가 더 원활하게 운반될 수 있다.
　'잠이 오지 않는 원인은 근육의 긴장과 잡념'이라는 모리시타 씨.

수면장애 자가진단 테스트

수면상후퇴증후군

☐ 원래 아침에 일어나는 것이 힘들다.
☐ 오전 중에는 머리가 멍할 때가 많다.
☐ 직장이나 학교에 자주 지각한다.
☐ 오후에서 밤 시간대에 기운이 난다.
☐ 취침 시간이 대체로 늦는 편이다.
☐ 수면 시간은 대체로 정해져 있다.
☐ 밤늦게 잠들고 늦잠을 자는 생활습관이 한 달 이상 이어지고 있다.

카테고리 2 수면시무호흡증후군

☐ 수면 중의 코골이와 호흡 정지를 지적받은 적이 있다.
☐ 뚱뚱한 편이다.
☐ 자다 깨서 숨이 막히는 고통을 느낀 적이 있다.
☐ 오후에 말뚝잠을 잔다.
☐ 일이나 공부에 집중이 되지 않는다.
☐ 성욕이 감퇴한 상태다.

카테고리 3 기면병

☐ 원래 불면증 기미가 있고 잠을 푹 잔 것 같지 않을 때가 많다.
☐ 악몽 때문에 가위눌린 적이 있다.
☐ 일이나 공부를 하다가 무심코 졸고 있다.

카테고리 4 월경전증후군

☐ 생리 1~2주 전은 낮에 졸리다.
☐ 생리 1~2주 전은 잠이 잘 오지 않는다.
☐ 생리 1~2주 전은 자다가 자주 깬다.
☐ 생리 1~2주 전은 푹 자지 못한다.
☐ 생리통이 심하다.
☐ 생리 전에 현기증과 구역질이 난다.
☐ 생리 전에 불안하고 우울하다.

카테고리 5 갱년기 장애

☐ 갑자기 얼굴이 화끈거리는 느낌이 든다.
☐ 젊은 시절보다 땀을 많이 흘린다.
☐ 젊은 시절보다 잠을 잘 못 자고 한밤중에 깨기도 한다.
☐ 하체는 찬데 상체는 뜨겁다.

카테고리 1~5에서 절반 이상의 항목에 표시된 카테고리가 있는 경우는 수면장애 뒤에 별도의 질환이 숨어 있을 우려가 있으므로 의료기관에 찾아가 진료를 받아야 한다. (모리시타 원장 작성)

전신의 힘을 뺐다면, 그 다음에는 잡념을 멈춰야 한다.

소리 내어 말하진 않지만, 우리는 침대 속에서 여러 가지 생각을 하고 그러면서 점점 더 눈이 말똥말똥해진다. '아-'하고 속으로 말하면서 꼬리에 꼬리를 물고 떠오르는 잡념을 지워 버리자. 물론 처음에는 잘 안 되겠지만, 여러 차례 시도하다 보면 조금씩 노하우를 알 수 있게 된다.

이 방법은 한밤중에 잠에서 깼을 때도 활용할 수 있다. 심야에 눈이 떠져 다시 잠들기 어려울 때는 천장을 보고 누워서 입에서 힘을 빼고 '아-'하고 속으로 말해 보자. 이 방식에 점점 익숙해지면 의식하지 않아도 자연스럽게 잠들 수 있게 될 것이다. 매일 밤 잠이 오지 않아 고민이라면 오늘 밤부터 당장 시도해 보기 바란다.

운동을 습관화하면
젊은이처럼 잘 수 있다

우치다 스나오, 스나오클리닉

운동을 하면 잠이 잘 온다. 많은 사람이 경험해 본 사실일 것이다. 몸을 움직여 땀을 흘린 날은 피곤해서 일찌감치 잠자리에 들고 싶어지는 데다 밤중에 잠이 깨는 일도 적다. 실제로 운동선수의 수면 시간은 보통 사람보다 긴 편인데, 은퇴 후에는 불면증에 시달리는 경우도 많다고 한다.

수면 시간이 충분치 않은 것은 아니지만, 생활 사이클이 흐트러져 잠들기 어렵거나 자주 잠을 깨는 탓에 기상 시 기분이 찌뿌둥하고 낮엔 참을 수 없이 졸리다고 괴로움을 호소하는 사람도 적지 않다. 그런 경우는 운동이 수면을 개선하는 데 도움을 줄 수 있다.

와세다대학 스포츠과학학술원 교수였고 현재 스나오클리닉 원장인 우치다 스나오 씨에게 자연스럽게 숙면으로 이어지는 운동법에 관해 질문했다.

"수면은 운동에 의해 개선될 수 있기 때문에 운동을 습관화하는 게 중요합니다. 즉흥적으로 일요일만 10km를 달리는 방식은 수면의 개선이라는 면에서는 그리 의미가 없어요. 그보다 매일 통근하면서 편도 15분씩이라도 걷는 편이 효과적입니다."

오늘 일찍 잠들고 싶다는 이유로 갑자기 익숙하지 않은 운동을 시도한다 해도 숙면 효과는 별로 기대할 수 없다.

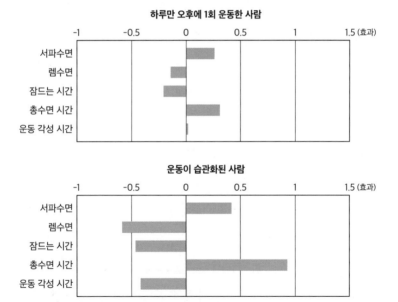

운동 습관은 수면의 질을 개선한다

장기적으로 운동을 지속하면 잠이 빨리 들고, 밤중에 잠에서 깨는 일이 줄고, 서파수면 시간이 늘고, 총수면 시간이 길어진다. (Kubitzu et al. Sports Med. 1996)을 바탕으로 작성함.

운동을 습관화하면 젊은이처럼 잘 수 있다

운동 습관이 수면의 질을 개선한다는 사실은 해외의 연구에 의해 확인된 바 있다. 장기적으로 운동을 지속하면 잠이 빨리 들고, 밤중에 잠에서 깨는 일이 줄고, 서파수면(잠든 직후 나타나는 가장 깊은 논렘수면)이 늘고, 전체 수면 시간이 길어진다고 한다.

일반적으로 나이가 들면 서파수면이 줄고, 자다 깨는 일이 많아지고, 총수면 시간도 짧아진다. "결론적으로 운동을 습관화하면 '수면이 젊어지는' 겁니다."라고 우치다 씨는 설명한다. 운동 습관은 수면의 안티에이징을 촉진하는 것이다.

2013년에는 미국수면재단이 약 1,500명의 대상자를 '운동하지 않음', '저강도 운동', '중강도 운동', '고강도 운동' 등의 네 그룹으로 나눠 운동과 수면의 관계에 대해 조사했다. 수면 시간은 네 그룹 모두 별로 다르지 않았지만, 크게 차이가 나는 것은 만족도였다. 평일의 수면 시간이 '충분하다'고 대답한 것은 '운동하지 않음' 그룹의 사람들이 53%인 데 대해 '운동함' 그룹은 70%였다. '잘 자고 있다'고 대답한 것은 '운동하지 않음'이 56%인 데 대해 '저강도' 76%, '중강도' 77%, '고강도' 83%로 힘든 운동을 하는 사람일수록 더 높았다.

운동을 습관화함으로써 수면의 질이 개선된다는 것은 틀림없는 사실인 것이다. 그런데 바쁘다는 이유로 수면 시간을 확보하지 못하는 사람의 경우는 주의가 필요하다.

"현대의 사회인은 잠이 부족한 경우가 압도적으로 많습니다. 대부분 수면 시간이 7시간에 미치지 못하고, 5시간대인 사람도 적지 않아요. 그런 사람이 아무리 운동을 한다 해도 수면 부족을 보충할 수는 없겠지요. 운동을 고려하기 전에 충분한 수면 시간을 확보하는 게 먼저입니다."

일이 바빠서 매일 5시간 전후밖에 자지 못하는 사람의 경우, 만일 운동할 시간이 난다면 차라리 잠을 자는 편이 현명하다.

우울증인 사람은 근육 운동과 유산소 운동을 병행한다

수면 부족을 느끼면서도 잠자리에 든 후 좀처럼 잠들지 못하는 사람은 '우울증' 예비 환자일 수 있다. 수면무호흡증후군 등의 수면장애를 유발하는 질환은 다양하지만, 그 중에서도 대표적인 것이 우울증이다. "우울증 환자의 대부분이 불면증에 시달리고 있어요. 따라서 불면증은 우울증의 증상 중 하나로 간주됩니다. 반대로 불면증으로 괴로워하는 사람의 경우도 우울증의 발병 위험이 높다고 할 수 있지요."

우울증 환자가 잠들지 못하는 이유 중 하나는 만성적 스트레스에 노출됨으로써 잠자리에 들어도 교감신경의 긴장이 풀리지 않기 때문이다. 수면 부족 때문에 뇌, 신경 등에 피로물질이 축적되어 다시 잠들지 못하는 악순환에 빠지기도 한다.

가벼운 우울증에는 운동이 효과적이다. 무산소 운동(전력 질주, 근력 트레이닝 등)과 유산소 운동 모두 효과가 있지만, 특히 무산소 운동과 유산소 운동을 병행하면 기분 전환 효과가 분명히 커진다고 한다.

하루 중 언제 운동을 하는 것이 좋을까?

운동을 습관화하려면 운동할 시간대를 정하는 것이 중요하다. 자기 전에 양치질을 하듯이 하루 중 운동할 시간을 정해 두는 것이 습관화하기 쉽기 때문이다. 그러면 운동은 하루 중 언제 하는 것이 좋을까? 이론상으로는 저녁부터 밤사이에 운동하는 것이 최상이다.

바깥의 기온과 상관없이 뇌와 내장의 심부체온이 가장 높아지는 것은 기상하고 나서 11시간 후다. 아침 7시에 일어난다면 저녁 6시쯤이 된다. 이 전후 시간대에 운동을 하면 체온이 더 올라가 잠자리에 들었을 때 심부체온의 하강 폭이 더 커지기 때문에 쉽게 잠들 수 있다. 그런데 취침 직전의 운동은 교감신경을 자극해 잠을 쫓아 버리기 때문에 오히려 좋지 않다는 지적을 듣기도 한다. 그에 대해 우치다 씨에게 물어보았다.

"최상의 운동 시간대는 사람마다 다르기 때문에 일률적으로 정할 수는 없습니다. 매일 밤 자기 전에 복근 운동을 마치고 잘 자는 사람도 있어요. 기상 직후의 운동은 체온이 낮은 상태라 자칫 부상을 입을 수 있는 면도 있지만, 각성도가 높아져 오전부터 열정적으로 업무에 임할 수 있다는 장점도 있지요. 체질에 따라 아침형과 저녁형으로 나뉘기도 하니, 시간대에 지나치게 신경 쓰지 말고 먼저 자신이 운동하기 편한 때에 시작하세요."

운동은 가능하면 매일, 적어도 주 3일 이상은 해야 한다. 앞에서 언급했듯이 시간이 없으면 통근 시 편도 15분을 걷는 정도도 괜찮다. "엘리베이터나 에스컬레이터를 타지 말고 가능하면 계단을 이용하는 등 운동을 생활화하려는 마음가짐이 중요합니다. 그것만으로도 수면의 질이 향상될 수 있을 거예요. 계단을 달려 올라가면 근육 트레이닝 효과도 있습니다. 저도 실천하고 있지요."라고 우치다 씨는 조언한다.

수면을
식사로 제어한다

다테 유미, 영양관리사·일본안티에이징다이어트협회 이사

"식사의 내용에 따라 수면을 어느 정도 제어할 수 있습니다."

지금까지 5,000명 이상의 식사를 지도해 온 영양관리사 다테 유미 씨는 말한다.

'잠자면 안 될 때'와 '푹 자고 싶을 때' 각각 어떤 식사를 하는 게 좋은지 다테 씨에게 물었다.

점심때는 당질을 과잉 섭취하지 않는다

먼저 '잠자면 안 될 때'다. 오전에는 열정적으로 일을 하다가 점심 식사를 마치자마자 수마에 시달리는 사람이 적지 않다. 원인은 식후 혈당값이 급격히 요동치기 때문. 위장에 혈액이 집중되어 뇌에 돌아갈 혈액량이 적어지는 것도 관계가 있다고 한다.

"혈당값이 올라가지 않도록 탄수화물을 과잉 섭취하지 않는 것이 기본입니다. 점심 식사 후에 당분이 많은 과자를 먹는 것도 조심해야 해요. 오후에 일에 집중하고 싶다면 '당분은 삼가는 것'이 철칙이지요."라고 다테 씨는 말한다.

식당에 '공깃밥은 무료'라고 적혀 있으면 '더 먹지 않으면 손해다!'라는 욕심에 사로잡힌다. 그러나 이제 고등학생은 아니니 자중해야 한다. 중년의 과식은 생활습관병으로 직결되고 업무에 대한 집중력도 떨어뜨린다.

점심 식사 후 절대로 잠들면 안 되는 경우는 차라리 공깃밥을 먹지 않는 것도 한 방법이다. 식사에서 아예 당질을 빼버리는 것이다. 편의점에서 도시락이나 샌드위치가 아닌 간단한 안줏거리를 구입해 점심 식사로 먹는다. 육포, 어포, 오징어포, 견과류 등은 모두 단백질이 풍부하고 당질이 적다. 당질을 섭취하지 않으면 혈당값이 올라가지 않아 졸음을 예방할 수 있다.

"견과류, 육포 등과 같이 딱딱한 음식을 깨무는 행위는 각성 작용을 하기도 합니다. 감귤류, 매실 장아찌, 다시마식초 등 신맛이 강한 것도 좋지요. 반면에 껌이나 과자는 당질이 많으니 조심하세요."라고 다테 씨는 조언한다.

먼저 따뜻한 국을 먹는다

잠을 깨기 위해 카페인 함량이 높은 드링크제를 애용하는 사람도 있는데, 드링크제는 설탕이 상상 이상으로 들어 있어 혈당값이 올라가기 쉽다. 낮에 커피를 마실 때도 설탕은 넣지 않는 것이 이상적이다. 아무리 그래도 오후를 설탕 없이 지내기는 힘들다는 사람은 음식물을 먹는 순서에 신경을 쓰도록 하자.

같은 상차림이라 해도 섭취 순서에 따라 식후 혈당값의 상승 방식이 달라진다. 맨 먼저 식이섬유가 풍부한 채소를 먹고 단백질 반찬과 밥을 함께 먹는다. 추운 계절에는 가능하면 생야채보다 국을 먼저 먹는 것이 바람직하다고 한다.

"생야채는 몸을 차게 만들지요. 먼저 따뜻한 것을 먹으면 포만감을 얻기 쉬울 뿐 아니라 위 운동이 활발해지고 혈액이 위로 집중되는 것을 막아줍니다. 미네랄이 풍부한 된장국이라면 이상적이겠네요. 외식을 할 때는 찬 물보다는 가능하면 따뜻한 차를 마시는 게 좋습니다."

쾌면을 위해 케일 주스를 마신다

숙면을 취하려면 저녁 식사는 어떻게 해야 할까? 점심때와는 반대로 '배불리 먹어야 한다'고 다테 씨는 말한다.

"배가 부르면 자연히 졸음이 몰려오지요. 공복감이 들면 잠들기도 어려워집니다."

　권장 성분은 유럽에서 불면증용 보조제로 쓰이는 '멜라토닌'이다. 식품에 함유된 양은 적지만, 녹즙의 원료가 되는 케일은 빼어나게 많다. 100그램 속에 함유된 멜라토닌이 옥수수 139나노그램*, 백미 100나노그램, 바나나 46나노그램인데 케일은 무려 4,300나노그램이나 된다.

　"당질을 섭취하지 않기 위해 저녁때 쌀밥 등 탄수화물을 먹지 않는 사람은 혈당값이 올라가지 않아 잠이 안 오고 멜라토닌도 부족해지기 쉽습니다. 저녁 식사는 쌀밥까지 포함해 상차림을 제대로

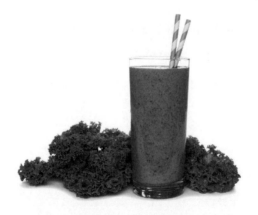

숙면을 취하고 싶으면 멜라토닌이 풍부한 케일주스를 마신다.

---

* 나노그램 = 10억분의 1그램

갖추는 게 좋고, 케일 주스도 권장 사항입니다."

멜라토닌의 근본이 되는 아미노산인 '트립토판'을 함유한 식재료도 좋다. 콩, 가다랑어, 깨, 명란젓 등에 들어 있다. "우유도 트립토판 함량이 높아 숙면 효과가 있지만, 우유를 잘 소화하지 못하는 사람이 많기 때문에 두유를 더 추천합니다."

마그네슘, 칼륨, 오메가3지방산도

미네랄 중 마그네슘과 칼륨을 섭취하면 숙면으로 이어진다. 이것은 견과류와 해조류에 많다. 참치와 간에 풍부한 비타민B12도 유효하다. "그런데 비타민이나 미네랄이 작용하려면 당질, 단백질, 지질이라는 3대 영양소를 충실히 섭취할 필요가 있습니다."라고 다테 씨는 강조한다. 따라서 영양의 균형이 맞는 저녁 식사를 먹는 것이 중요하다.

"질 좋은 기름은 뇌와 자율신경을 정비해 숙면에 도움을 줍니다."

생선에 함유된 EPA에이코사펜타엔산과 DHA도코사헥사엔산, 콩과 호두에 들어 있는 α리놀렌산 등의 오메가3지방산은 특히 현대인에게 부족해지기 쉽기 때문에 신경 써서 섭취할 필요가 있다. 절임 등의 발효 식품도 좋다. 장내 환경이 좋아지면 뇌에도 긍정적인 영향을 미쳐, 덕분에 푹 잘 수 있게 된다.

작은 일에 신경 쓰지 말고 본능에 따라 살자

지금까지 열거한 영양소를 자연스럽고 조화롭게 섭취할 수 있는 것은 전통식이다. "전통식은 염분이 많다고들 하지만, 현대인은 염분을 지나치게 걱정하는 것 같아요. 분명히 나트륨이 많은 편이지만, 나트륨을 배출시키는 칼륨도 풍부해 균형이 맞습니다."

저녁 식사를 하는 시간대도 주의해야 한다. 식사를 하고 바로 잠들면 살찌기 쉽다. 그러나 다테 씨는 '너무 예민하게 굴 필요는 없다'고 말한다.

"먹는 것, 자는 것은 본능이기 때문에 까다롭게 규칙을 정하지 않는 편이 좋습니다. 야근으로 귀가가 늦어진 경우 너무 졸리면 그대로 잠자리에 들면 되고, 배가 고파 잠들 수 없을 것 같으면 뭔가 요기를 하고 자면 되지요. 아침에 일어나서 속이 더부룩하면 억지로 아침 식사를 할 필요도 없습니다."

불면증은 신경질적인 현대인에게 잘 나타나는 병이다. 작은 일에 신경 쓰지 말고 우리 몸의 소리에 귀를 기울이자. 먹고 싶을 때 먹고 자고 싶을 때 자는 것, 이처럼 대범한 삶의 태도도 중요하다.

나에게 맞는 수면 시간을
알아내는 방법

나에게 맞는 수면 시간 정하기
수면 시간은 얼마나 짧아질 수 있을까?
수면 부족을 자각하지 못하는 사람은 주의할 것!
야근이 잦은 사람이 수면의 질을 높이는 방법

나에게 맞는
수면 시간 정하기

우치야마 마코토, 니혼대학 의학부

전기가 없던 시절, 인간은 밤이 되면 거의 활동을 하지 못했다. 그렇다면 현대인보다 훨씬 잠을 많이 잤을 것이라고 추측하기 쉽지만, '결코 그렇지 않다'고 니혼대학 의학부 교수인 우치야마 마코토 씨는 말한다. 시대와 생활 형태가 바뀌어도 의외로 인간의 수면 시간은 크게 변하지 않는다는 것이다.

한 역사학자가 영국의 산업 혁명 이전의 생활을 조사한 보고서가 있다. 조명이 보급되기 전, 산업 혁명 이전의 유럽에서는 해가 지면 바로 잠들었다가 3시간쯤 지나 일단 일어나서 활동하다가 밤이 깊어진 다음 다시 3~4시간 잠을 잤다고 한다. 이러한 1일 2회 수면에 의해 총 6~7시간 수면을 취하는 패턴이 일반적이었던 것 같다. 우치야마 씨는 "아프리카와 남미의 오지에서 전기를 경험한 적 없는 부족의 생활을 조사한 최근 연구에서는 잠자리에 7~8시간 누워 있어도 실제로 잠을 자는 것은 6~7시간이라는 사실을 확인했습니다."

라고 한다. 인간은 조명이 없던 과거에도 9시간, 10시간씩 잠을 자지는 않았다.

최근 미국에서 최적의 수면 시간에 대해 110만 명 이상을 대상으로 조사했는데, 6년 후 사망률이 가장 낮았던 것은 잠을 6.5~7.4시간 잔 사람들이었다(40쪽 참조). 8시간 이상 잔 사람들은 오히려 사망률이 높았다는 결과를 보면 수면 시간이 길면 길수록 좋은 것은 아님을 알 수 있다.

수면 부족으로 8년 후 사망률이 2배 이상으로

지나치게 오래 자는 것도 좋지 않지만, 수면 부족이 훨씬 더 부작용이 크다는 것은 말할 나위도 없다. 많은 회사원들이 자각하고 있듯이 수면 부족 상태가 이어지면 업무상 실수가 잦아진다. 적확한 판단도 어려워지고 작업 속도도 떨어져 업무 능력이 저하되어 버린다.

더 나쁜 점은 건강에도 악영향을 미친다는 것이다. "우울증으로 악화될 우려가 큰 데다 고혈압, 당뇨병 등의 발병 위험성도 높아지지요. 4시간 수면을 4일간 지속하면 식후 혈당값이 높아진다는 조사 결과도 나와 있습니다."

그 결과 사망률도 높아진다. 일본인 남성 4,419명을 대상으로 한 지치의과대학의 조사에 따르면 수면 시간이 6시간 이하인 사람은

7~8시간인 사람에 비해 8년 후 사망률이 2.4배 높았다.

"개인차는 다소 있지만, 성인의 최적의 수면 시간은 6~8시간입니다. 이것은 인종이나 시대가 달라도 변하지 않아요."라고 우치야마 씨는 말한다.

수면 부족을 자각할 수 있는 요소는 '오후의 심한 졸음'

자신이 수면 부족인지 여부를 분별할 있는 요소는 무엇일까? 아침엔 누구나 졸리다. 알람이 없어도 매일 아침 스스로 상쾌한 기분으로 일어날 수 있는 사람은 소수파다. 가장 알기 쉬운 수면 부족의 자각 증상은 '점심 식사 후 이른 오후 시간대의 심한 졸음'이라고 우치야마 씨는 말한다. 이 시간대는 음식물을 섭취한 탓이라기보다 오히려 생체리듬상 충분한 수면을 취했어도 졸음을 느끼게 되어 있다. 대부분의 야생 동물과 마찬가지로 인간도 하루 중 가장 더운 오후 시간대에 낮잠을 자면서 에너지 소모를 방지하는 시스템을 갖고 있다.

그러나 낮잠을 잤는데도 졸음이 가시지 않고 이후의 회의에서 참을 수 없을 만큼 졸리다면 수면 부족을 의심해야 한다. 당분간은 의식적으로 일찌감치 잠자리에 들어 부족했던 만큼 잠을 보충해 줄 필요가 있다.

최적의 수면 시간은 일정하지 않다

최적의 수면 시간에 개인차가 있다고 하니, 당연히 '자신의 최적의 수면 시간'은 어느 정도인지 알고 싶어질 것이다. 예를 들어 6.5시간이라면 매일 밤 12시 30분에 자고 7시에 일어나는 것이 이상적이 아닐까? "하지만 수면 시간은 의식적으로 제어할 수 있는 게 아닙니다."라며 우치야마 씨는 쓴웃음을 짓는다.

수면 시간은 개인차도 있지만 계절에 따라 달라지기도 한다. 일조시간이 긴 여름은 짧고 일조시간이 짧은 겨울은 길어지는 경향이 있다. 한 사람도 여름과 겨울에 수면 시간이 30분 정도 달라지는 경우가 적지 않다고 한다. 또 그날그날 필요한 수면 시간도 미묘하게 달라진다.

"수면 시간을 제어하고 싶은 마음을 모르는 건 아니지만, 엄격하게 관리하려 할수록 오히려 불완전한 느낌이 심해질 뿐입니다. 아침에 일어나는 시간만 분명히 정해 두고 취침 시간은 그날그날 상황에 맡기는 게 제일이지요."라고 우치야마 씨는 조언한다.

매일 똑같은 생활을 해도 빨리 자고 싶은 날이 있는가 하면 반대로 늦게까지 졸리지 않은 날도 있다. 졸리지 않을 때는 수면이 충분한 상태라 그렇겠거니 받아들이면서 억지로 잠자리에 들지 말고 잠이 올 때까지 깨어 있으면 된다. '매일 밤 12시까지는 꼭 자야 한다!'는 경직된 사고방식은 오히려 쓸데없는 초조감을 불러와 자칫하면 불면증으로 악화될 수도 있다. 날마다 달라지는 상황을 좀 더 편안하게 받아들이자.

그래도 기상 시간만은 일정하게 유지하도록 노력해야 한다. 휴일의 늦잠도 평일보다 최대한 2시간까지만 더 자는 것이 무난하다. 휴일이라고 정오까지 자버리면 체내시계가 느려져 당장 그날 밤부터 잠들기 어려워진다.

수면 시간은
얼마나 짧아질 수 있을까?

엔도 다쿠로, 게이오의숙대학 의학부 특임교수·슬립클리닉 이사장

바쁜 회사원들은 어쩔 수 없이 수면 시간을 줄이게 되는 경우가 많다. 그러나 실제로 잠을 줄인다는 것은 고통스러운 일인 데다 수면 부족 상태가 지속되면 건강상 문제도 나타나게 된다.

　적절한 수면 시간은 6.5~7.4시간이라는데, 과연 잠은 어느 정도까지 줄일 수 있을까? 몸에 부담이 적게 가는 방법도 있을까? 효율적으로 단시간 수면을 취하는 노하우에 정통한 슬립클리닉의 엔도 다쿠로 씨에게 질문했다.

멜라토닌이 분비되는 시간대에 잔다

"잠을 줄이려면 단시간이라도 효율적으로 피로를 풀 수 있도록 잠자는 시간대를 잘 선택할 필요가 있습니다. 수면 중에는 많은 호르몬이 분비되는데, 특히 성장 호르몬과 멜라토닌이 분비되는 시간대

에 자고 코르티솔의 분비가 절정에 달할 때 기상하는 것이 좋지요."라고 엔도 씨는 말한다.

성장 호르몬은 잠들고 나서 3시간 이내에, 잠이 가장 깊어졌을 때 분비된다. 그 이름대로 신체 발육을 촉진하는 호르몬으로, 아이들은 분비량이 더 많다. 성인의 경우도 망가진 세포를 복구해 주는 작용을 하므로 필요하다. 수면 부족 상태가 이어지면 피부가 거칠어지는 이유는 이 성장 호르몬의 분비가 줄기 때문이다.

코르티솔은 스트레스 호르몬이라는 별칭으로 불리는 것을 봐도 알 수 있듯이 스트레스를 받으면 분비된다. 특히 새벽 3시가 지나면 분비량이 증가하면서 시간이 갈수록 서서히 체온이 올라간다. 그 결과 아침이 되면 자연스럽게 눈이 떠지는 것이다.

멜라토닌은 밤이 되면 분비되는 호르몬으로, 졸음을 유발하는 작용을 한다. 밤 9시쯤부터 나오기 시작해 11시 정도에 잠이 올 만큼의 분비량에 달하고 오전 5시경부터 감소되어 기상하는 데 도움을 준다. "잠자리에서 일어난 직후에는 아직 멜라토닌이 남아 있기 때문에 졸리지만, 이른 아침에 햇빛을 받으면 멜라토닌의 분비가 멈추면서 확실히 잠에서 깨게 됩니다."

인간의 체내시계는 24시간보다 좀 긴 주기를 갖고 있지만, 이른 아침에 햇빛을 받음으로써 리셋된다. 따라서 늦잠을 자는 사람은 점점 체내시계가 느려져 밤에 좀처럼 잠들지 못하는 체질로 바뀌게 된다.

같은 6시간을 잔다고 해도 낮에 자는 것과 밤에 자는 것은 신체의 휴식 효과 면에서 전혀 다르다. '수면의 질'이 달라지기 때문이다. 성장 호르몬은 취침 시간에 관계없이 분비되지만, 코르티솔은 새벽녘, 멜라토닌은 심야에 분비량이 증가한다. "숙면을 취할 수 있게 도와주는 호르몬의 분비 시간을 고려하면 0시에서 6시 사이에 자는 것이 이상적이지요."

1980년대에 미국에서 실시한 약 110만 명을 대상으로 한 대규모 역학 조사에 따르면 '가장 몸에 좋은 수면 시간'은 6.5~7.4시간이었다. 즉 0시부터 6시까지를 포함해 6시간 30분~7시간 30분쯤 자는 것이 가장 바람직하다고 할 수 있다.

코르티솔의 분비 사이클

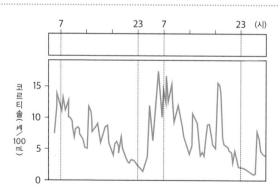

새벽 3시가 지나면 분비량이 증가하면서 시간이 갈수록 서서히 체온이 올라가도록 작용한다.

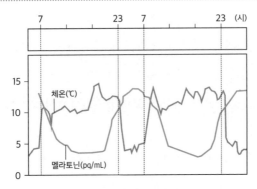

멜라토닌의 분비 사이클

졸음 유발 작용을 하는 멜라토닌은 밤 9시쯤부터 나오기 시작해 11시 정도에 잠이 올 만큼의 분비량에 달하고 오전 5시경부터 감소한다. 체온과는 반대로 변화한다.

수면 시간을 줄이는 것은 4시간 반까지가 한계

드디어 본제로 들어가서, 수면 시간은 어디까지 줄일 수 있을까? 엔도 씨가 스스로 오랫동안 실천하고 있는 것은 '4시간 반 수면'이다. 평일 5일간은 오전 1시에 자고 5시 반에 일어난다. 토·일요일은 부족한 수면을 좀 보충하기 위해 하루는 6시간, 하루는 7시간 반 잔다. 이때도 기상 시간은 바꾸지 않고 취침 시간을 앞당기는 것이 노하우다. 엔도 씨에 의하면 '몸에 부담을 주지 않고 수면 시간을 줄이려면 이것이 한계'라고 한다. 60세 미만인 경우 4.5시간 이상 수면을 취하면 6년간 사망률이 거의 상승하지 않는다는 것을 보여주는 연구 데이터가 있기 때문이다.

평균적인 수면 시간을 7시간이라고 하고, 매일 2시간 30분씩 줄이면 5일간 12시간 30분이 덤으로 생긴다. 1일 업무 시간을 8시간으로 잡으면 일주일간 약 1.5일이 추가되는 셈이다. 바쁜 회사원들에게는 희소식이 아닐 수 없다.

수면은 꿈을 꾸는 렘수면과 깊은 잠을 자는 논렘수면이 교대로 나타나며, 이것은 90분을 하나의 주기로 반복된다. 따라서 가능하면 90분의 배수에 해당하는 시간 동안 수면을 취하고 기상하는 것이 좋다. 6시간이면 4세트, 4시간 30분이면 3세트가 된다.

너무 일찍 일어나는 것도 좋지 않다

단, 앞에서 언급한 것은 어디까지나 '수면의 질이 좋은 사람에게만 가능한 방법'이라고 엔도 씨는 주의를 준다. 잠들기가 어렵고 도중에 잠이 깨는 등의 자각증상이 있는 사람에게는 위험하다. 새로운 방식에 도전하기 전에 스마트폰의 애플리케이션 등을 통해 자신의 '수면의 질'(수면 중에 행동하는 양 등으로 판정됨)을 확인해 두자.

"수면의 질이 좋지 않은 사람은 먼저 0~6시의 시간대를 포함해 규칙적으로 7시간씩 수면을 취하는 것을 첫 목표로 정하세요. 이것이 습관화되면 수면 시간을 6시간으로 줄이는 방법으로, 조금씩 몸에 배게 하는 게 무리가 없습니다."라고 엔도 씨는 조언한다.

'4시간 30분 수면'을 실천하는 경우에도 무턱대고 일찍 일어나는 것은 바람직하지 않다. 해가 뜨기 전에 일어나면 체내시계가 리셋되지 않는다. 이래서는 매일 같은 시간에 기상하는 것이 괴로워질 뿐이다. 춘분부터 추분까지 반 년간은 5시 30분에 해가 떠 있다. "이 6개월간 매일 규칙적으로 일어난다면 체내시계가 안정되어 해가 떠 있지 않은 겨울에도 자연스럽게 눈을 뜨게 될 겁니다."

취침 전에 체온을 올려둔다

4시간 30분이든 6시간이든 단시간 수면으로 인해 낮에 수마에 쫓기지 않으려면 매일 같은 시간에 일어남으로써 수면의 리듬을 안정화하는 것이 중요하다. 양질의 수면을 위해 이불을 덮자마자 바로 잠들 수 있는 방법은 없을까?

컴퓨터와 스마트폰의 사용을 자제해 밤 시간 눈에 들어오는 빛을 제어하고 수면 중에는 체온이 내려가는데, 그 격차가 크게 해 숙면을 취할 수 있도록 한다. "저녁 식사로 뜨거운 음식이나 매운 음식을 드세요. 식전 운동도 체온을 올려 주지요. 제일 효과적인 것은 취침 전 목욕입니다."라는 엔도 씨.

수면 부족을 자각하지 못하는
사람은 주의할 것!

미시마 가즈오, 일본 국립정신·신경의료연구센터

수면 부족 상태에서는 몸도 힘들고 업무상의 실수도 잦아진다. 게다가 우울증이나 생활습관병의 발병 위험성까지 높아진다는 사실도 알려져 있다. 5만 4,269명을 대상으로 한 조사에 따르면 수면 시간이 6시간 이하인 사람은 당뇨병과 심장병의 유병률이 높았다.

'난 매일 7시간은 자니까 괜찮아.'라는 사람도 안심할 수 없을지도 모른다. 만성적 수면 부족 상태에 빠지면 졸린 것조차 자각하기 어려워질 수 있기 때문이다.

만성적 수면 부족 상태에선 졸음을 자각하기 어려워진다

미시마 가즈오 씨는 "냄새를 예로 들어봅시다. 헌책방에 가면 특유의 냄새를 느끼지만, 금세 신경이 안 쓰이게 되지요?"라고 말을 꺼냈다.

"고통조차 만성적으로 계속되면 점차 느낌이 둔해집니다. 졸음도 마찬가지예요. 만성적 수면 부족 상태에서는 졸음을 자각하기 힘들어집니다. 대표적인 사례는 수면무호흡증후군이에요. 수면 중에 호흡이 멈춰 밤중에 여러 차례 잠이 깼는데도 본인은 아침까지 한 번도 일어나지 않고 푹 잤다고 만족하는 경우도 적지 않습니다. 하지만 실제로는 수면 부족 상태기 때문에 얼마 안 있어 꾸벅꾸벅 졸게 되지요."

7시간 30분도 충분치 않았다!

미시마 씨는 평균 23.4세의 남성 15명을 대상으로 흥미로운 실험을 했다. 9일간에 걸쳐 밤에 소음과 빛을 차단한 방(암실)에서 매일 12시간 동안 잠자리에 누워 있게 하고, 다음날 알람 없이 일어나게 했다. 이상적인 수면 시간을 조사하는 것이 목표였다.

실험에 참가한 젊은이들은 먼저 3주간 자택에서의 수면 시간을 조사했다. 결과는 평균 7시간 22분. '2015년 일본 국민건강·영양조사'에 따르면 평균 수면 시간이 6시간 미만인 사람이 39.5%나 되었다. 미시마 씨는 '나이가 들면서 필요한 수면 시간은 점점 짧아진다'고 한다. 이번 실험 대상인 이십대 젊은이들은 7시간 30분 가까이 꽤 긴 수면을 취하고 있었다.

강제적으로 12시간을 누워 있게 하니, 첫날 수면 시간은 평균 10시간 35분이나 되었다. 그리고 다음날부터 서서히 시간이 짧아지더니 4일째 이후부터는 안정화되어 최종적 수면 시간은 평균 8시간 25분을 기록했다. 결국 이상적 수면 시간이라는 관점에서 보면, 평소에 7시간 반 가까이 잠을 잔 이 젊은이들도 하루에 1시간씩 잠이 부족했던 셈이다.

수면 부족 상태가 날마다 지속되어 암실에서의 수면 시간이 평소보다 길어진 것인데, 이 늘어난 만큼의 시간을 '수면 리바운드rebound'라고 한다. 이 수면 리바운드가 길수록 수면 부족 정도가 심하다는 것을 의미한다.

"실험 전에 매일 7시간 반씩 잤을 때도 그들은 오후에 졸음을 느끼지 않았어요. 그런데 실험 전후의 혈액을 조사하면 수면을 충분히 취한 실험 이후 쪽이 더 건강해진 지표를 보였습니다. 결론적으로 그들은 평소에는 자각하지 못하는 '잠재적 수면 부족' 상태였던 것이지요."라고 미시마 씨는 말한다.

이를테면 공복 시 혈당값은 실험 전에 92.1mg/dL였다가 9일째에는 90.4mg/dL로 내려갔다. 정상값의 범위 안이지만, 의미 있는 내림세다. 마찬가지로 인슐린 분비 능력(HOMA-β)도 상승했다. 부신피질 자극 호르몬과 코르티솔의 혈중 농도도 저하되어 스트레스도 감소했음이 확인되었다.

실험을 통해 확인한 것이 하나 더 있다. 9일간 이상적 수면(평균 8시간 25분)을 취한 직후 하룻밤 철야를 시키고 다음 날 다시 12시간을 잠자리에 누워 있게 했다. 그 결과 물론 수면 시간은 8시간 30분을 초과했지만 실험 첫날의 10시간 35분에는 미치지 못했다. 이를 보면 매일 1시간씩의 잠재적 수면 부족이 하룻밤의 철야보다 긴

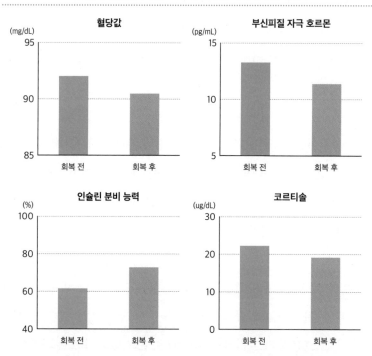

9일간의 충분한 수면으로 혈액의 건강 지표가 개선되었다

실험을 통해 수면을 충분히 취한 후 혈당값이 내려가고 스트레스 수치가 줄었다.
(Sci Rep. 2016 Oct 24;6:35812)

수면 리바운드를 초래해 신체에 미치는 악영향이 크다는 것을 알 수 있다.

수면 리바운드는 3시간 이내가 기준

자신의 경우는 어떤지 궁금한 사람은 주말에 한번 시도해 보자. 빛과 소리를 다 차단할 형편이 안 된다면 과감하게 호텔에 묵는 것도 하나의 방법이다. 방의 조명을 모두 끈 다음 실컷 잠을 자보는 것이다.

기상 시간이 너무 달라지면 체내시계가 혼란을 일으키게 되므로 취침 시간을 앞당기는 것이 좋다. 가능하면 평소보다 1~2시간 빨리 잠자리에 들자.

"실험에 참가한 건강한 젊은이들도 첫날은 평소보다 3시간이나 수면 시간이 길어졌습니다. 이 3시간을 기준으로 삼으세요. 수면 시간이 이 이상 길어진다면 잠재적 수면 부족 상태가 상당히 오랜 기간 지속되었다는 증거입니다."

예를 들어 평소 수면 시간이 6시간인데 10시간을 잔 경우 수면 리바운드는 4시간이다. 스스로 자각하지 못했더라도 몸은 수면 부족으로 인해 힘들어했을 가능성이 크다. 앞에서 언급했듯이 만성적 수면 부족은 생활습관병의 발병 위험성을 높인다.

"수면 리바운드가 3시간 이상이고, 혈당값과 혈압에 이상이 나타난 사람은 신속히 대책을 마련할 필요가 있습니다."

몸을 망치기 전에 행동하라

우선 졸음에 민감해져야 한다. 수면 부족 상태를 별로 힘들어하지 않는 사람도 있는데, 그는 몸이 강건한 것이 아니라 단지 신경이 둔한 것뿐일지도 모른다. "지각신경에 이상이 있어 통증을 전혀 느끼지 못하는 사람도 드물게 있습니다. 삶을 영위하는 데 있어 매우 위험한 상태지요."라는 미시마 씨. 실험에 참가한 젊은이들은 오후에 졸음을 느끼지 못하는 상태였다. 당신이 낮에 졸음을 자각하고 있다면 수면 부족 상태임에 틀림없다.

일 때문에 아무래도 수면 시간을 줄일 수밖에 없다면 응급 처치로 낮에 10~20분 낮잠을 자자. 퇴근하는 전철에서 잠들어 버리면 밤의 수면이 얕아지지만, 오전이나 오후의 이른 시간대에 20분 이내로 낮잠을 자는 것은 악영향이 적다.

"밤잠을 잘 때는 부교감신경이 우위가 되어 혈압이 내려가지요. 낮잠으로 그런 효과는 기대할 수 없으니 생활습관병은 예방되지 않겠지만, 졸음은 어느 정도 해소할 수 있을 겁니다. 졸려서 눈꺼풀이 감길 정도라면 업무상 실수를 방지하기 위해서라도 낮잠을 자는 게 현명합니다."

예나 지금이나 하루는 24시간뿐이지만, 현대인은 해야 할 일과 하고 싶은 일이 너무 많다. "주말의 늦잠 테스트로 잠재적 수면 부족 상태라는 결과가 나왔다면 몸을 망치기 전에 잠을 자는 데 시간을 써야 합니다."라고 미시마 씨는 조언한다.

현대인은 일을 위해 무심코 수면 시간을 희생하는 경향이 있다. 그러나 몸을 망치면 아무 것도 할 수 없다. 잠재적 수면 부족 상태가 지속되고 있다고 느껴진다면 과감히 '행동'해야 할 때다.

야근이 잦은 사람이
수면의 질을 높이는 방법

💬 스가와라 요헤이, 수면건강지도사

기업의 의뢰를 받아 '수면 관리 연수'를 실시하는 스가와라 요헤이 씨가 고안한 수면의 질을 높이는 실천적 방법을 바탕으로 야근이 많은 회사원에게 흔한 '불규칙한 수면 문제'를 해결하는 방법을 소개하겠다.

특별히 수면 사이클이 요동치는 탓에 수면 부족 상태에 빠지기 쉬운 직종으로 시스템 엔지니어와 택시 운전사를 예로 들어보자. 양자 모두 밤 근무 시간이 길어 저녁형으로 생활하게 되기 때문에 수면 시간이 짧아져 근무 중에 자주 졸릴 수 있는 직업이다.

"그런데 연수를 하러 가보면 어떤 기업에든 반드시 '수면의 달인'이 있습니다. 그가 생활 리듬을 정비하기 위해 실천하고 있는 방법이야말로 그 업종과 환경에서 최상의 방식이라고 할 수 있지요."라고 스가와라 씨는 말한다.

그들의 해결책은 다른 직종의 사람들에게도 참고가 될 수 있을 것이다. '수면의 달인'은 어떤 것에 주의를 기울이고 있을까? 그리고 스가와라 씨의 수면 개선법은 42쪽에 상세히 설명되어 있는데, 요점을 정리하면 다음과 같다.

스가와라 수면 개선법의 요점

- 침실에서 책을 읽지 않는다.
- 졸리지 않는데도 일찍 일어나기 위해 일찍 잠자리에 들지 않는다.
- 매일 같은 시간에 일어난다.
- 퇴근하는 전철에서 잠을 자지 않는다.
- 기상 후 4시간 이내에 빛을 본다.
- 기상 후 6시간이 지나면 낮잠을 잔다.
- 기상 후 11시간이 지나면 몸을 움직인다.

수면의 달인 시스템 엔지니어의 쾌면 노하우

① 수면 시간이 짧더라도 일단 정해진 시간에 일어난다

시스템 엔지니어인 A씨는 평균 수면 시간이 불과 4~5시간일 정도로 격무에 시달리고 있다. 그래서 절대적 수면 시간을 채우기 위해 주말에는 '몰아 자기'를 하고 있다. 여기까지는 흔한 경우지만, A씨는 주말에도 일단 평소와 같은 시간에 일어나 아침 햇볕을 쬐고 나서 다시 잔다는 점이 다르다. 이런 방법을 통해 점차 주말의 기상이 빨라져 평일과 휴일의 기상 시간에 차이가 나지 않게 되었다고 한다. 스가와라 수면 개선법에서 '기상 시간을 일정하게', '기상 후 4시간 이내에 빛 보기'를 실천하고 있기 때문에 수면 리듬이 안정되어 있다고 볼 수 있다.

② 컴퓨터 앞에서 식사를 하지 않는다

업무량이 과중한 A씨는 식사 중에도 책상 앞에 앉아 컴퓨터 화면을 보는 경우가 많았다. "휴식 중에도 시각이나 청각의 자극을 받는 환경에서는 뇌에 가해지는 부하가 더 커져 버립니다."라는 스가와라 씨.

이 사실을 알게 된 A씨는 식사를 하거나 휴식을 취할 때는 컴퓨터 전원을 꺼버렸다. 그 결과 '수면 시간은 같은데도 만족감이 크고 작업 중 실수도 줄었다'고 한다.

③ 바쁜 날에도 취침 시간이 늦어지지 않도록 주의한다

야근으로 퇴근 시간이 늦어지면 아무래도 잠자리에 드는 시간도 늦어지기 마련이다. 기본적으로는 기상 시간을 일정하게 지키는 것이 중요하고, 취침 시간은 다소 어긋나도 상관없다. 그러나 취침 시간이 늦어지면 필연적으로 수면 시간이 짧아지게 되므로 아침에 일어나는 것이 힘들어진다.

"어느 날 야근으로 취침 시간이 30분 늦어지면 다음 날도 무의식적으로 그 시간까지 깨어 있게 되고, 이 패턴이 되풀이되어 만성적인 수면 부족 상태가 지속되는 사람이 많습니다."라고 스가와라 씨는 주의를 준다. 일이 바쁠 때일수록 특히 취침 시간이 늦어지는 것이 습관화되지 않도록, 그래서 기상 시간이 뒤로 밀리지 않도록 주의를 기울이자.

수면의 달인 택시 운전사의 쾌면 노하우

① 일정한 시간에 기상한다

택시 운전사는 심야까지 일하는 경우가 많아 아무래도 아침에 늦잠을 자기 쉽지만, B씨는 매일 아침 7시에 기상해 가족과 함께 아침 식사를 한다. 귀가가 자주 늦는 B씨가 '하루 한 끼는 가족과 함께 식사를 하고 싶다'고 생각해 시작한 방법인데, 이것이 스가와라 수면 개선법에서 '기상 시간을 일정하게', '기상 후 4시간 이내에 빛 보기'에 해당된다.

매일 같은 시간에 빛을 받으므로 멜라토닌의 분비 리듬이 정비되어 일정한 시간이 되면 졸음이 오게 된다. 이처럼 수면에 리듬이 만들어지려면 기상 시간을 일정하게 지키는 것이 기본이다.

② 1일 2식으로 아침 식사의 양을 늘린다

"아침형 리듬을 만들려면 저녁 식사와 아침 식사 사이의 절식 시간을 늘리고 아침 식사의 양을 늘리는 것이 좋습니다."라는 스가와라 씨. B씨는 가족과 함께 하는 아침 식사를 하루의 주식으로 삼고, 점심은 느지막이 먹고 저녁은 거르는 1일 2식을 지속하고 있다고 한다. 몸을 잘 움직이지 않는 직종이므로 칼로리의 과잉 섭취를 예방하는 효과도 있다.

③ 늦은 점심식사 후엔 짧은 낮잠을 잔다

아침 식사를 충분히 섭취하고 저녁 식사를 하지 않는 '1일 2식'이기 때문에 B씨는 동료들보다 좀 늦은 오후 1시경에 점심을 먹는다. 그리고 그 후 20분 정도 낮잠을 자는 것이 습관화되어 있다. 이것은 스가와라 수면 개선법의 '기상 후 6시간이 지나면 낮잠 자기'에 해당한다. 기상 후 8시간이 지나면 찾아오는 오후의 졸음을 방지하는 의미도 있고 부족한 밤잠을 보충하는 효과도 있다.

④ 저녁때는 가볍게 운동을 한다

택시 운전사에게 있어 가장 바쁜 시간대인 밤이 되기 전, 저녁때쯤 차 밖으로 나와 가벼운 걷기 운동을 하는 것도 B씨의 일과다. 이것은 스가와라 수면 개선법의 '기상 후 11시간이 지나면 몸을 움직이기'와 일치한다. 기상하고 나서 11시간 후는 체온이 가장 높아지는 시간대다. 스가와라 씨는 "이때 운동을 하면 체온이 더 올라가 밤에 취침 시 원활하게 체온이 내려가게 됩니다."라고 말한다. 체온의 낙차가 클수록 쉽게 잠들 수 있다. 게다가 계속 앉아 있는 직업이므로 의식적으로 몸을 움직여 주어야 한다.

이처럼 수면 리듬이 흐트러지기 쉬운 직업을 가진 사람이라도 해결책은 있다. '일정한 시간에 기상하기', '기상 후 빛 쬐기', '수면 시간이 부족하면 낮잠 자기', '저녁때 몸 움직이기', '야근이 계속될 때도 늦게 자지 않기' 등이 중요하다. 이러한 수면의 달인들만의 노하우를 참고삼아 바쁜 일상 속에서도 양질의 수면을 유지하기 바란다.

미시마 카즈오 · 三島和夫

일본 국립정신·신경의료연구센터 정신보건연구소 정신생리연구부장

1963년 출생. 아키타대학 의학부 졸업. 동 의학부 정신과학강좌 조교수, 미 스탠포드대학 의학부 수면연구센터 객원 준교수 등을 거쳐 2006년부터 현직에 있음. 일본수면학회 이사. 저서로 『불면의 고민을 해소하는 책』, 『8시간 수면의 거짓말』, 『아침형 근무가 안 되는 이유』 등이 있다.

시라카와 슈이치로 · 白川修一郎

수면평가연구기구 대표

도쿄도(都) 신경과학종합연구소 연구원, 일본 국립정신·신경센터 정신보건연구소 노인정신보건연구실장 등을 거쳐 2009년부터 현직에 있음. 일본수면개선협회 이사장. 저서로 『뇌와 몸이 확 변한다! 수면력을 높이는 방법』, 『샐러리맨을 위한 쾌면 독본』 등이 있다.

후쿠다 가즈히코 · 福田一彦

에도가와대학 사회학부 인간심리학과 교수, 에도가와대학 수면연구소 소장

와세다대학 제일문학부 심리학 전공 졸업. 동 대학 문학연구과 박사과정 만기 수료. 의학박사(도호대학). 후쿠시마대학 교육학부 교수 등을 거쳐 2010년부터 현직에 있음. 전문은 정신생리학과 수면학. 일본수면학회 이사, 일본수면개선협의회 이사. 저서로 『황금만능주의의 비밀을 풀다』, 『응용강좌 수면개선학』(감수) 등이 있다.

마츠우라 노리코 · 松浦倫子

일본수면개선협의회 인정 상급 수면개선 강사, S&A associates 시니어 연구원

수면과 생체리듬을 전문으로 연구하는 대학 연구실에 소속되어 인간의 행동을 생리학·심리학·행동과학적 시점에서 분석하는 인간행동연구 영역에서 박사학위를 취득함. 침구류 제조사의 연구소 연구원을 거쳐 현직에 이르고 있다.

가지무라 나오후미 · 梶村尚史

무사시클리닉 원장

1955년 출생. 수면의료 인정의. 야마구치대학 의학부 졸업. 동 대학 부속병원 신경정신의학교실, 일본 국립정신·신경센터 무사시병원 정신과 의국장 등을 거쳐 2003년부터 현직에 있음. 전문은 신경의학, 수면의학, 시간생물학. 저서로『쾌면 핸드북』,『나도 아침에 일찍 일어나고 싶다』등이 있다.

스가와라 요헤이 · 菅原洋平

유크로니아 사장, 작업치료사

1978년 출생. 국제의료복지대학 졸업. 국립병원기구 시즈오카간질·신경의료센터 등을 거쳐 2012년부터 현직에 있음. 여러 기업에서 '수면 관리 연수'를 실시하면서 베스리클리닉(도쿄도 치요다구)에서 '수면 외래'를 담당. 저서로『당신의 인생을 바꾸는 수면 법칙』,『굿바이, 나른함』등이 있다.

츠보타 사토루 · 坪田聰

아마하라시클리닉 부원장

1963년 출생. 2008년부터 현직에 있음. All About에서 수면·쾌면 가이드 담당. 의사와 비즈니스 코치로서 일하면서 수면의 질을 향상시키기 위한 지도까지 병행하고 있음. 저서로『전문의가 알려주는 숙면을 위한 5가지 습관』,『뇌와 몸이 상쾌해지는 1분 낮잠법』등이 있다.

하야시 미즈오 · 林光緒

히로시마대학 대학원 종합과학연구과 행동과학강좌 교수

1962년 미에현 출생. 1991년 히로시마대학 대학원 박사과정 수료. 학술박사. 전공은 수면학과 정신생리학. 저서로『수면심리학』(공저),『졸음의 과학』(편·공저) 등이 있다.

시바타 시게노부 · 紫田重信

와세다대학 선진이공학부 교수, 약학박사

1981년 규슈대학 대학원 약학연구과 박사과정 수료. 95년 규슈대학 약학부 조교수, 와세다대학 인간과학부 조교수. 96년 와세다대학 인간과학부 교수를 거쳐 2003년부터 현직에 있음. 2014년 에 발족한 '시간영양과학연구회'의 회장 역임.

시라하마 류타로 · 白濱龍太郎

RESM(리즘)신요코하마 수면·호흡메디컬케어클리닉 원장

츠쿠바대학 의학군 의학계열 졸업. 도쿄의과치과대학 대학원 통합호흡기병학 수료. 도쿄교사이병원, 도쿄의과치과대학 부속병원 근무를 거쳐 2013년부터 현직에 있음. 일본수면학회 인정의. 마루하치마와타연구센터 소장. 저서로『병을 고치고 싶으면 수면을 바꿔라』,『도해 수면무호흡증후군을 고쳐라! 최신 치료와 올바른 지식』등이 있다.

나카노 다카아키 · 仲野孝明

자세치료가, 나카노정체整體 도쿄아오야마 원장

1973년 출생. 남수포장(발명·사회사업 등에 공이 많은 사람에게 일본 정부가 주는 기장)을 2회나 받은, 창업 90주년을 맞은 명문 '나카노정체'의 4대 원장. 2016년에는 '사하라마라톤' 257km를 완주하는 등 자신의 몸을 통해 '자세'의 가능성을 탐구하고 있다. 저서로『건강하게 장수하고 싶으면 '몸 펴기'를 하라』,『평생 지치지 않는 자세 만들기』등이 있다.

오카지마 이사 · 岡島義

와세다대학 인간과학학술원 조교

2003년 니혼대학 문리학부 졸업. 08년 홋카이도의료대학 대학원 심리과학연구과 박사과정 수료. 공익재단법인 신경연구소 부속 수면학센터 연구원, 수면종합케어클리닉 요요기 주임 심리사 등을 거쳐 15년부터 현직에 있음. 일본수면학회 평의원. 저서로『4주간 숙면을 취할 수 있는 책-불면증을 고치는 수면 일기장』등이 있다.

미하시 미호 · 三橋美穂

쾌면 치료전문가, 수면환경 플래너

침구 제조사의 연구개발부장을 거쳐 2003년에 독립. 수면에 관련된 강연, 집필, 상품 생산에 관여했고 호텔의 객실 코디네이터 등을 담당. 숙면을 위한 실천적 조언과 간단히 따라할 수 있는 쾌면법에 정평이 나 있다. 저서로『놀랄 만큼 수면의 질이 좋아지는 수면 노하우 100』외에 일본어판을 감수한『잘 자, 로저 마법의 숙면 그림책』은 시리즈 100만 부를 돌파했다. 일본수면학회 정회원, 일본수면환경학회 정회원.

고바야시 도시노리 · 小林敏孝

1977년 고가쿠인대학 대학원 공학연구과 박사후기과정 수료. 1979년 도쿄도정신의학종합연구소 주임 연구원. 1991년 아시카가공업대학 공학부 경영공학과 교수, 2004년부터 아시카가공업대학 수면과학센터장. 인간의 수면을 정보공학의 관점에서 수면의 수학 모델을 이용한 우울증의 시간생물학 모델을 제안. 인간의 의식활동에 흥미를 갖고 동물·인간의 수면과 각성을 일관되게 연구.

고가 요시히코 · 古賀良彦

교린대학 명예교수

1946년 도쿄도 세타가야구 출생. 1971년 게이오의숙대학 의학부 졸업. 1976년 교린대학 의학부 정신신경과학교실에 들어가 1999년부터 동 교실 주임교수 역임. 2016년 교린대학 명예교수. 일본쵀면학회 명예이사장, 일본임상생리학회 명예회원.

이케다 히로키 · 池田大樹
독립행정법인 노동자건강안전기구 노동안전위생종합연구소 과로사 등 조사연구센터 연구원

히로시마대학 대학원 종합과학연구과 종합과학 전공 박사과정 후기 수료. 박사(학술). 일본학술진흥회 특별연구원, 노동안전위생종합연구소 연수생 등을 거쳐 현직에 있음. 자기 각성, 수면과 노동 위생에 관한 연구 등.

구리야마 겐이치 · 栗山健一
시가의과대학 정신의학강좌 준교수

츠쿠바대학 의학부 졸업. 일본 국립정신·신경의료연구센터 등을 거쳐 2015년부터 현직에 있음. 전문은 정신의학, 수면장애, 스트레스장애. 수면과 기억, 정동(情動)의 관계 연구 등.

우치야마 마코토 · 内山真
니혼대학 의학부 정신의학과 주임교수

1954년 출생. 도호쿠대학 의학부 졸업. 독일 유학, 일본 국립정신·신경센터(현 정신·신경의료연구센터) 정신보건연구소 정신생리부장 등을 거쳐 2006년부터 현직에 있음. 일본수면학회 이사장. 저서로 『수면 이야기』, 『수면장애의 대응과 치료 가이드라인 제2판』 등이 있다.

시무라 요지 · 志村洋二
도쿄니시카와 일본수면과학연구소 과장

1986년 도카이대학 공학부 졸업. 같은 해 니시카와산업주식회사(도쿄니시카와) 입사. 연구개발실에 소속되어 주로 건강 관련 상품 개발에 종사. 사내 인정자격인 '슬립마스터 양성 강좌'의 건강침구 강사. 2014년 R&D실 일본수면과학연구소 과장. 현재는 주로 대학이나 의료기관과 침구의 차이가 수면의 질에 미치는 영향 등을 공동 연구.

고바야시 다카노리 · 小林孝徳
뉴로스페이스 사장

1987년 출생. 니가타대학 이학부 졸업. IT벤처기업을 거쳐 2013년 뉴로스페이스 설립. 산업 현장에서의 수면 개선과 노동 생산성의 향상을 목표로 많은 기업에 '수면의 맞춤 솔루션'을 제공하고 있다.

모리시타 가츠야 · 森下克也

모리시타클리닉 원장

1962년 출생. 심료내과(심리적 작용으로 내과적 질환 치료)의. 구루메대학 의학부 졸업. 하마마츠적십자병원, 법무성 교정국, 도요하시광생회병원 심료내과 부장을 거쳐 2006년부터 현직에 있음. 저서로『우울증은 한방 치료로 나을 수 있다! 의사가 알려주는 '심신 이상' 개선법』, 『술과 약에 의존하지 않는 숙면 노하우』 등이 있다.

우치다 스나오 · 内田直

스나오클리닉 원장

1956년 출생. 시가의과대학 의학부 졸업. 캘리포니아대학 데이비스교 정신과 객원연구원, 도쿄도정신의학종합연구소 수면장애 연구부문장 등을 거쳐 2003년에 와세다대학 스포츠과학 학술원 교수로 취임. 2017년부터 현직에 있음. 와세다대학 명예교수. 일본스포츠정신의학회 이사장. 저서로『스포츠 카운슬링 입문』, 『안면의 과학』 등이 있다.

다테 유미 · 伊達友美

긴자의원 영양관리사, 일본항노화의학회 인정 지도사, 일본안티에이징다이어트협회 이사

안티에이징 클리닉 등의 카운슬러로서 지금까지 5,000명 이상의 식사를 지도. 자신의 20kg 다이어트 경험에 따라 엄격한 식사 제한이 아닌 '먹으면서 빼는' 경이의 다이어트 노하우로 수많은 뚱보 중년들을 돕고 있다. 저서로『한밤중 라면을 먹어도 살이 찌지 않는 기술』, 『세상에서 가장 쉬운 다이어트』 등이 있다.

엔도 다쿠로 · 遠藤拓郎

게이오의숙대학 의학부 수면의학연구기부강좌 특임교수, 슬립클리닉 이사장

1963년 출생. 도쿄자혜회의과대학 졸업. 2005년 슬립클리닉 조후 원장. 이후 슬립클리닉 긴자, 슬립클리닉 아오야마, 슬립클리닉 삿포로 개원. 일본수면학회 평의원. 여자영양대학 객원교수. 저서로『4시간 반 숙면법』, 『합격을 쟁취하는 수면 기술』 등이 있다.

미주

1) Sleep. 2012 Jan 1; 35(1): 97-101

2) Journal of the Japan Research Association for Textile End-Uses, Vol. 56, pp. 266-273, 2015

3) Nature. VOL388. 17. July. 1997

4) Sleep. 2005 Jul; 28(7):829-36

5) Till Roenneberg, et al. Current Biology Vol. 22, Issue 10, 939-943, 2012

6) Haraszti RA, et al. Chronobiol Int. Jun;31(5):603-12. 2014

7) Nat Neurosci. 2015 Jul; 18(7): 1051-7

8) Arch Intern Med. 2012 Mar 26; 172(6): 494-500

9) Moorcroft WH et al. Sleep. 1997; 20:40-5

10) Matsuura N et al. Psychiatry Clin Neurosci, 2002; 56: 223-4

11) SLEEP(26), pp. 117-126, 2, 2003

12) Science. 1994 Jul 29; 265(5172):679-82

13) Nat Neurosci. 2000 Dec;3(12):1237-8

14) J Neurosci. 2008 Oct 1;28(40):10145-50

15) Nature. 2004 Jan 22;427(6972):352-5

16) Biol Psychiatry. 2010 Dec 1; 68(11):991-8

17) Sports Med. 2009; 39(6): 49-511

18) J Epidemiol. 2004 Jul;14(4):124-8

19) Clinical Neurophysiology 114. 2268-2278. 2003

20) Sleep. 2013 Oct 1; 36(10): 1421-7